reinhardt

ERKUNDUNG

Erich Schützendorf • Jürgen Datum

Anderland
entdecken, erleben, begreifen

Ein Reiseführer in die Welt von Menschen mit Demenz

Herausgegeben von GLÜCKSMOMENTE STIFTEN e.V.

2., durchgesehene Auflage

Ernst Reinhardt Verlag München

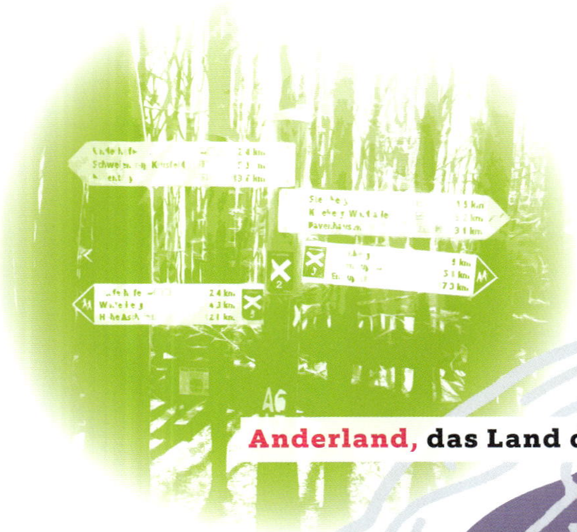

Anderland, das Land der Aggressionen

Anderland, das Land des Lächelns

Anderland, das Land der wortlosen Sprache

Anderland, das Land sinnvoller Sinnlosigkeiten

Anderland, das Land der Freude und Tränen

Anderland – ein Land, in dem die Wege oft sehr verworren sind.

Manchmal scheinen sie sogar schier unergründlich zu sein. Doch häufig trügt der Schein und eine Erkundungsreise kann zu erstaunlichen Erkenntnissen und Einsichten führen. Um Ihnen einen ersten Eindruck zu vermitteln, was Sie auf dieser ungewöhnlichen Exkursion erwartet, hier ein Überblick.

Anderland, das Land der verdrehten Tabus

Anderland, das Land der Peinlichkeiten

Anderland, das Land der Wahrheitsliebe

Anderland, das Land der ver-rückten Selbstbestimmung

Anderland, das Land des Genießens

Reisen bildet

Stellen Sie sich vor, Sie leben in Normalien und wollen einen Menschen mit Demenz, der in Anderland lebt, besuchen.

In Normalien ist Ihnen alles vertraut. Sie kennen sich mit den Sitten und Gebräuchen aus, kennen die herrschenden Vorstellungen von Anstand und Etikette und wissen, wie man sich zivilisiert verhält, um nicht anzuecken. Sie können sich beherrschen, zumindest in der Öffentlichkeit. Gesellschaftlich weniger akzeptierte Seiten Ihrer Person leben Sie nur im Privaten und im vertrauten Familien- und Bekanntenkreis aus.

Wie betreten Sie das unbekannte Land?

Man kann als Tourist dorthin reisen, sich über die dort lebenden Menschen wundern oder sie bemitleiden und darauf achten, dass sie einem nicht zu nahekommen.

Man kann dort als Vertreter einer überlegenen Zivilisation auftreten, benimmt sich wie ein Rechthaber, Entwicklungshelfer oder Missionar, der den Einwohnern erklärt, wo es lang geht.

Man kann dem Land und den dort lebenden Menschen aber auch als Entdecker begegnen, der fest entschlossen ist, Fremdes zu erleben, Ungewohntes zu entdecken und Seltsames zu tolerieren. Das bedeutet, wie man so sagt, sich auf die andere Kultur einzulassen. Der erste wichtige Schritt bei Reiseantritt ist dabei sicherlich, die andere Kultur auch als eine solche zu begreifen und nicht voreilig als unnormal oder gar abnormal einzustufen. Man reist also nicht mit angstvoller Anspannung, schon gar nicht mit Widerwillen und auch nicht mit festgefahrenen Überzeugungen, sondern in freudig aufgeregter Erwartung auf Neues.

Natürlich bleibt man dabei nach wie vor ein Mensch aus Normalien, der weiß, was für ihn wichtig ist. Man wird nicht zum Anderländer, aber man geht auf Distanz zu eigenen Vorstellungen und Richtlinien, um die Besonderheiten und Eigenarten der anderen Kultur wertschätzen zu können.

Eine gewisse Souveränität oder Selbstsicherheit ist für die Reise, bei der man nicht so genau weiß, wie sie ausgeht, eine gute Voraussetzung.

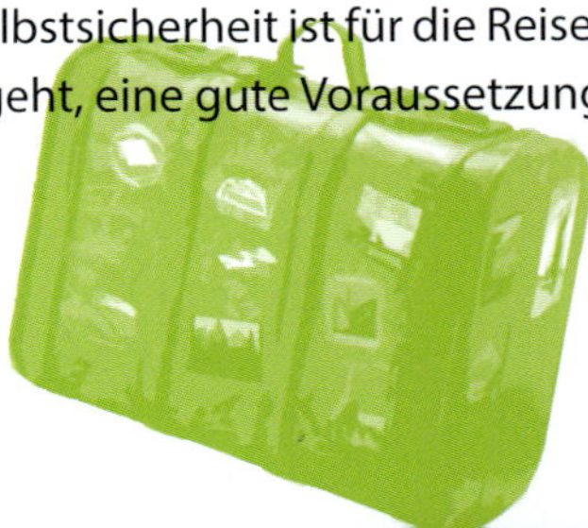

Wir hoffen, dass Ihnen der vorliegende Reiseführer mit seinen Informationen, Tipps und Geschichten über Land und Leute eine angenehme Hilfe bei der Erkundung von Anderland ist, und wünschen Ihnen:
Gute Reise!

Emotionen herzlich willkommen.

Mit Gefühlen ist das so eine Sache. Vor allem, weil sie oft ganz und gar nichts mit dem Verstand zu tun haben. Und wenn der Verstand so langsam nachlässt, ist Konfusion quasi vorprogrammiert. Umso wichtiger zu wissen, dass Gefühle nicht dement werden. Im Gegenteil: Mit zunehmender Demenz gewinnen sie an Intensität, Kontrolle tritt in den Hintergrund. Zärtlichkeit, Freude, Lust, aber auch Wut, Verzweiflung, Sorge und Angst werden unmittelbar erlebt und nehmen immer mehr Raum im Verhalten und im Umgang mit anderen Menschen ein. Verhalten und Handlungen werden ehrlich und intensiv. Und deshalb sollte man dem Ganzen auch entsprechend begegnen. Nämlich offen und wertschätzend.

Extrem verwirrend, aber auch ganz schön kreativ.

Etwas Sinnloses kann auf keinen Fall sinnvoll sein. Das eine schließt das andere aus, das ist doch wohl logisch. Legt man jedenfalls normale Maßstäbe an. Etwas komplizierter wird die Sache allerdings, wenn der Eigensinn ins Spiel kommt. Dessen Bedeutung erschließt sich schon aus dem Wort an sich, will sagen, jemand bewertet nach seinem eigenen Sinn.

Der Haken dabei: Dieser eigene Sinn kann erheblich mit der allgemein akzeptierten Sinngebung kollidieren. Und wer, bitteschön, legt am Ende fest, was absolut gesehen Sinn hat und was nicht? Jedenfalls sollte man sich tunlichst davor hüten, pauschal alles zu verurteilen, was gängigen Normen nicht entspricht. Hier gilt es, dem, was leichtsinnig als „geistige Umnachtung" bezeichnet wird, mit einer erhellenden Erkenntnis zu begegnen: Derjenige Mensch wird schon einen Grund für sein Verhalten haben. Was genau, wird in den meisten Fällen nicht lückenlos zu ergründen sein. Aber es ist immer hochgradig kreativ und verdient Achtung und Verständnis.

Kommunikation mit allen Sinnen.

Viele Menschen reagieren irritiert, sobald die Ratio in den Hintergrund tritt. Denn in unserer zunehmend technisierten, auf Effizienz ausgerichteten Umwelt sind wir es nun mal gewohnt, dass die Dinge reibungslos funktionieren. Logisch. Doch im Umgang mit an Demenz erkrankten Menschen ist das keineswegs der Weisheit letzter Schluss. Hier werden gerade die Sinne zu Mittlern zwischen den Welten. Denn die Sinne verschmelzen mit Gefühlen. Umwelt und Umfeld werden zunehmend gefühlt erfahren. Deshalb gilt es, den Betroffenen auch entsprechend sinnlich zu begegnen. Gestik zählt, ein Blick sagt mehr als tausend Worte und eine zärtliche Berührung ist oft weit mehr wert als jedes noch so vernünftige Argument.

Mit einem Schmunzeln Brücken bauen.

Oft ist es so, dass weder den Menschen mit Demenz noch ihren Reisebegleitern zum Lachen zumute ist. Der Mensch mit Demenz spürt, dass ihm der Verstand nicht mehr zur Verfügung steht. Das macht ihm Angst und lässt ihn verzweifeln. Aber seine Lust am Lächeln wird dadurch nicht beeinträchtigt und er kann von einem Augenblick auf den anderen von Niedergeschlagenheit in Lachen umschalten. Was nicht selten durch eine entsprechende Mimik zum Ausdruck kommt. Mit anderen Worten: Befindet sich die Seele im Einklang, ist ein Lächeln nicht fern. Im Zustand der Demenz erfolgen Wahrnehmungen ungefiltert, sie geschehen direkt, im hier und jetzt. Der Vogel, den man zwitschern hört, erfreut genauso unmittelbar wie die Blume, deren Farbe und Duft einem gefällt, oder wie das Kinderlachen, das man gerade hört, das die Seele berührt und schöne Erinnerungen weckt. Wie ein Reisebegleiter darauf reagieren sollte? Am besten so, wie es sich anbietet – mit einem verständnisvollen Lächeln.

Grenzgang zwischen Angriff und Verteidigung.

Dass man sich wehrt, wenn man sich ungerecht, respektlos oder verächtlich behandelt fühlt, ist ziemlich normal. Und normal ist es auch, dass

Hemmschwellen fallen, gewagte Handlungen sind kein Tabu mehr. Alles ist ehrlich, unmittelbar und authentisch. Dessen sollte sich jeder, der noch in Normalien beheimatet ist und die dortigen Normen erfüllt, stets bewusst sein und entsprechend besonnen und tolerant auf Absonderlichkeiten reagieren.

Lügen streng verboten. Außer es tut not.

In Anderland ist vieles anders. Und so unglaublich es klingen mag, vieles ist gerade deshalb auch um einiges wahrhaftiger. Denn in Anderland geht die Fähigkeit, zu täuschen und zu verschleiern, verloren. Verschleiern wäre viel zu kompliziert. Erlebtes wird unmittelbar wiedergegeben und bewertet. Nicht immer ganz angenehm für diejenigen, die es gelernt haben, stets die Form zu wahren und auf Empfindlichkeiten Rücksicht zu nehmen. Nein, Knigge hat hier nichts verloren, geäußert wird, was Sache ist, Peinlichkeiten inklusive. Kurz: Demenz bringt Wahrheit zu Tage. Das sollte man sich stets vor Augen führen. Was Notlügen keineswegs ausschließt, wenn sie ein harmonisches Miteinander fördern und zum allgemeinen Wohlbefinden beitragen.

Tun, was einen glücklich macht.

Menschen mit Demenz wirken auf Außenstehende oft verwirrt und hilflos. Was zu einem gewissen Grad auch zutreffen mag, legt man gängige Maßstäbe an. Doch das ist nur bedingt richtig. Erst recht, wenn man versucht, soweit möglich, die Perspektive der Betroffenen einzunehmen. Die sehen das nämlich überhaupt nicht so. Verständlich, denn jeder Mensch möchte natürlich sein eigenes Leben leben, selbst entscheiden und schon gar nicht ständig bevormundet werden. Das sollte man stets akzeptieren und respektieren. Auch wenn Verhaltensmuster ab und an entgleiten und völlig unvernünftig und ver-rückt erscheinen: Das Recht auf Selbstbestimmung ist keinem Menschen zu nehmen. Egal, in welchem geistigen Zustand er sich befindet.

So wie Katzen schnurren, wenn sie gestreichelt werden, oder Kinder glücklich strahlen, wenn sie sich geborgen fühlen, so genießen erwachsene Menschen, deren Verstand ihnen keine Barrieren mehr auferlegt, Nähe und sinnliche Zuwendung in jeglicher Form. Streicheleinheiten werden gewissermaßen zum Balsam für die Seele und nichts spricht mehr dagegen, sich uneingeschränkt verwöhnen zu lassen. Das, was man sich unter Umständen ein Leben lang versagt hat, kann man nun wieder wie ein Kind genießen. Und man darf auch ruhig mit seinem Handeln oder Tun mal aus der Rolle fallen. Ganz ohne Wenn und Aber. Wenn man ehrlich ist, eigentlich ein beneidenswerter Zustand, oder?

Gut zu wissen und nicht zu vergessen: Inseln der Entspannung nutzen. Zwischenmenschliche Beziehungen können etwas Wunderbares sein und sind für ein erfülltes Miteinander unverzichtbar. Leider gestalten sie sich aber oftmals auch hochgradig kompliziert.

Anderland, das Land der Freude und Tränen

Emotionen herzlich willkommen.

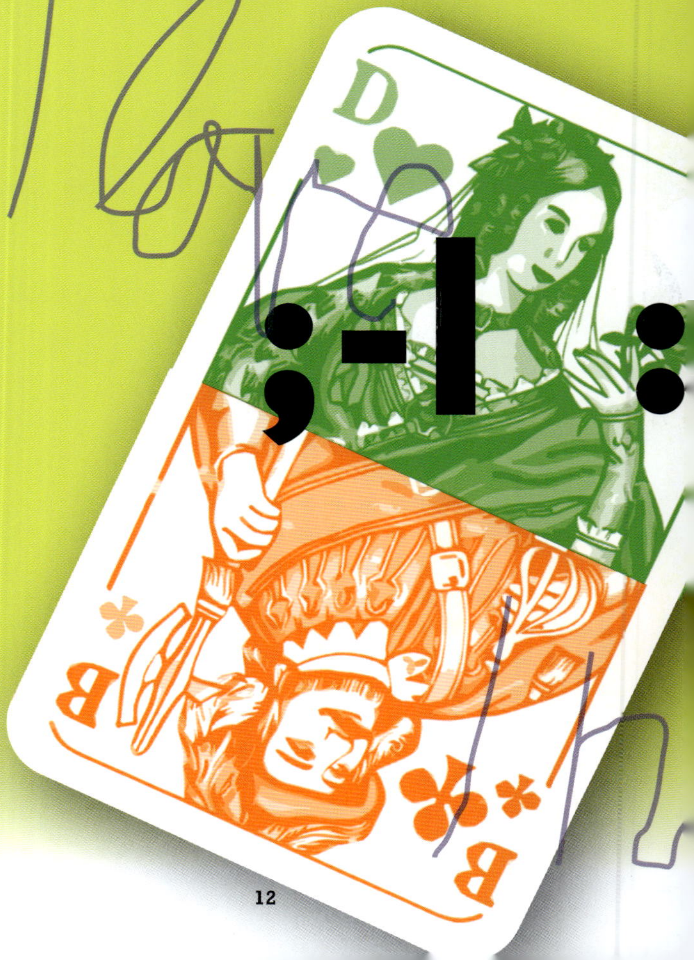

Mit Gefühlen ist das so eine Sache. Vor allem, weil sie oft ganz und gar nichts mit dem Verstand zu tun haben. Und wenn der Verstand so langsam nachlässt, ist Konfusion quasi vorprogrammiert. Umso wichtiger zu wissen, dass Gefühle nicht dement werden. Im Gegenteil: Mit zunehmender Demenz gewinnen sie an Intensität, Kontrolle tritt in den Hintergrund. Zärtlichkeit, Freude, Lust, aber auch Wut, Verzweiflung, Sorge und Angst werden unmittelbar erlebt und nehmen immer mehr Raum im Verhalten und im Umgang mit anderen Menschen ein. Verhalten und Handlungen werden ehrlich und intensiv. Und deshalb sollte man dem Ganzen auch entsprechend begegnen. Nämlich offen und wertschätzend.

(:-/ ;-)

Gefühle übernehmen die Macht.

✖ **Gefühle können etwas ganz Tolles sein.** Vor allem, wenn es schöne Gefühle wie Freude, Heiterkeit oder Verliebtheit sind. Aber auch Traurigkeit, Angst, Verzweiflung oder Wut gehören zur breiten Palette menschlicher Empfindungen. Empfindungen, die oft durch den Verstand kanalisiert oder ausgebremst werden. Bei Menschen mit Demenz entfällt diese Kontrollinstanz, sie verlieren im wahrsten Sinne des Wortes die Beherrschung, die Gefühle ergreifen die Macht. Bedauernswert? Keineswegs, denn im Endeffekt können sie genau das hemmungslos ausleben, was der Kopf bis dahin blockiert hat: Tief empfundene Gefühle, die durch und durch echt sind.

✖ **Die Menschen in Anderland** machen keinen Hehl daraus, wen sie mögen und wen nicht. So werfen sie wildfremden Menschen Handküsse zu, weil sie Lust auf Zärtlichkeit verspüren. Oder sie spucken einem Menschen vor die Füße, weil sie ihn ekelhaft finden. Sie verhalten sich also vollkommen authentisch, spielen nicht mehr mit ihren Gefühlen, sondern leben sie aus. Weil sie nicht mehr in die Rolle des perfekt funktionierenden Erwachsenen schlüpfen müssen. Endlich, so könnte man durchaus sagen.

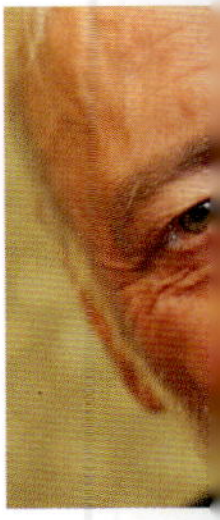

✖ **Das Schlosstheater Moers** hatte vor Jahren den Mut, Menschen mit Demenz zusammen mit professionellen Schauspielern in bestimmten Situationen auf die Bühne zu stellen. Das Ergebnis war erstaunlich. Denn die Damen und Herren mit Demenz verhielten sich exakt so, wie sie die Situation wahrnahmen.

So wurde zum Beispiel eine Dame mit Demenz an ein Krankenbett geführt, in dem ein Schauspieler lag. Er gab ihr die Hand und versuchte, sie zu sich ins Bett zu ziehen. Die Dame weigerte sich vehement: „Nein, nein. Das hättest du gerne. Du bleibst da liegen und ich bleibe hier stehen." Sie nahm die Situation nicht als Krankenbesuch wahr, sondern als Aufforderung zum Beischlaf. Ihre Einschätzung war also falsch, ihre Reaktion aber authentisch, ehrlich und angemessen.

Wenn Gefühle außer Kontrolle geraten, können sie auch ziemlich rasch wechseln. Aus Tränen der Freude können von jetzt auf gleich Tränen der Trauer werden. So kann eine Dame, die bei der Begrüßung noch glücklich lächelt, ihren Besucher plötzlich schwermütig anstarren. Alles Lächeln, alle Freundlichkeit verschwindet aus ihrem Gesicht und sie sagt traurig: „So kann das doch mit mir nicht weitergehen."
Oder ein Herr schreit wütend, weil man ihn aus seiner Sicht scheinbar bestohlen hat, er wird aber auf der Stelle ruhig und gelassen, als ihn eine junge Frau anlächelt.

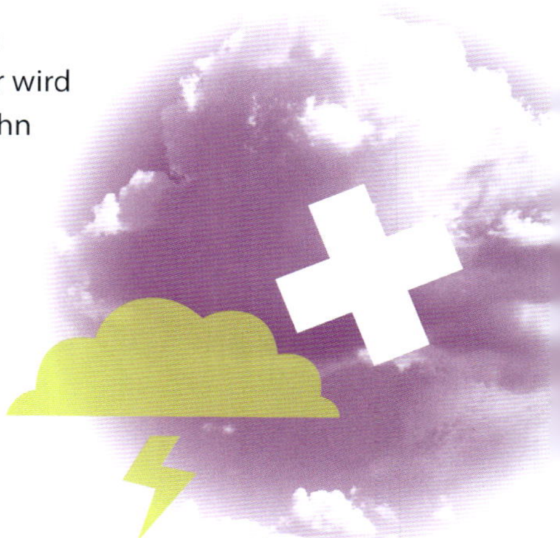

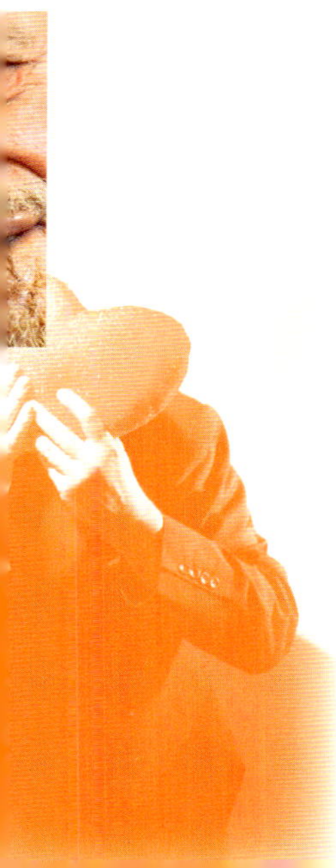

Puppenspiel und böser Bube

Barbara liebt ihre Mutter wirklich über alles. Und sie würde bestimmt auch alles für sie tun. Na ja, fast alles. Aber so ein kleiner Ausflug, den ihre Mutter ab und an gerne mit ihr macht, weil er etwas willkommene Abwechslung bringt, der kostet sie, wenn sie ganz ehrlich zu sich selber ist, jedes Mal eine ganz schöne Überwindung. Denn sie weiß genau: Irgendetwas Unvorhersehbares wird mit Sicherheit wieder passieren, etwas Unkalkulierbares, von dem noch nicht feststeht, ob es gut oder schlecht ausgeht.

An jenem Morgen begann es schon damit, dass ihre Mutter felsenfest darauf bestand: „Jutta nehmen wir aber mit!" Dazu muss man wissen, dass Jutta beinah genauso alt ist wie Barbaras Mutter. Jutta ist aber keine ältere Dame, wie man vermuten könnte, sondern eine Puppe. Eine hübsche Puppe und obendrein die allererste, die Barbaras Mutter als kleines Mädchen zum Geburtstag geschenkt bekommen hatte. Jutta bekam im Verlaufe der Jahre immer wieder mal ein neues Kleid und auch in der Puppenklinik war sie schon, was sie insgesamt zu einer sehr gepflegten Erscheinung macht.

„Meinst du nicht, Mutti, wir sollten Jutta besser da lassen?" Barbaras Vorschlag wurde abrupt im Keim erstickt. „Jutta kommt mit!" Und auch ein nachgesetztes „Ich meine ja nur, nur damit ihr nichts passiert ..." verlief im Sande. „Jutta kommt mit!" „Und du weißt, dass du sie dann die ganze Zeit nehmen musst?" „Jutta kommt mit!" „... und wenn sie dir zu schwer wird?" „Dann nimmst du sie!" Ende der Durchsage.

Kurz darauf ging es los. Fest entschlossen hielt die alte Dame ihre heißgeliebte Puppe im Arm. Und als eine leicht überheblich wirkende Frau mittleren Alters dem etwas seltsamen Gespann einen eher spöttischen Blick zuwarf, kam der Kommentar von Barbaras Mutter postwendend. Und zwar so, dass die Gemeinte dies noch deutlich wahrnehmen konnte: „Doofe Zicke!!" „Muuuutter!", zischt Barbara, aber Mutter ließ sich nicht beirren: „Doofe Zicke!!", wiederholte sie mit Nachdruck, „ist doch so! Zicke, Zicke, Zicke!!"

Gänzlich anders die Reaktion auf zwei vorbeikommende Mädchen. Die waren nämlich ganz angetan von der Puppe und beäugten sie bewundernd. „Booh, guck mal!" „Die ist ja cool." „... und was sie anhat, echt cool!"

Eh man sich versehen konnte, beugte sich Barbaras Mutter zu den Mädchen und gab ihnen spontan Küsschen auf die Wangen. Die hatten ganz und gar nichts dagegen, fanden das wohl auch irgendwie cool und zogen dann kichernd weiter. Kurz darauf hatten Barbara und ihre Mutter das eigentliche Ziel ihres kleinen Ausflugs erreicht: Ein nettes Café in einem nahegelegenen parkähnlichen Gelände.

Natürlich bekam Jutta ihren eigenen Platz. Barbaras Mutter hatte sie bis dahin ohne Murren und Knurren tapfer im Arm gehalten. Es war schon erstaunlich, welche Kräfte die alte Dame entwickelte, wenn sie sich etwas in den Kopf gesetzt hatte. Was im Prinzip schon immer so gewesen war.

Als Barbara den Kellner heranwinkte, bemerkte sie mit einem Seitenblick, wie sich der Gesichtsausdruck ihrer Mutter schlagartig verfinsterte. „Ist was?“ Energisch schüttelte ihre Mutter den Kopf. „Geht´s dir nicht gut?“ Erneutes Kopfschütteln. „Was ist denn los?“ „Der Mann da …“ „Welcher Mann?“ „… der, dem du da winkst.“ „Was ist mit dem?“ „Der Mann“, gab Barbaras Mutter ihre spontane Empfindung weiter, „der Mann, ich mag den Mann nicht!“ „Aber Mutter, das ist doch bloß der Kellner.“ „Er ist böse, ein ganz böser Mann, ich mag den Mann nicht!“ Daran änderte sich auch nichts, als der Kellner sie freundlich, aber bestimmt nach ihren Wünschen fragte. Im Gegenteil. „Von Ihnen nehme ich nichts“, gab sie patzig zurück: „Nichts! Nichts! Nichts!“

Barbara versuchte die Situation zu entspannen, indem sie darüber hinweg bügelte und zwei Kaffee und zwei Stückchen Kuchen bestellte. Der Kellner nahm die Bestellung gespielt locker entgegen, irgendwie merkte man ihm aber trotzdem an, dass er deutlich angesäuert war. Ja, genau das war sie wieder, so eine Situation, wie Barbara sie überhaupt nicht mochte. Aber da musste man eben durch. Um für etwas Entspannung zu sorgen, entschied sie sich am Ende für ein besonders großzügiges Trinkgeld, was auch funktionierte.

Während Barbara noch bezahlte, nahm ein nett aussehender junger Mann an einem der Nachbartische Platz. Und siehe da: Die Miene ihrer Mutter hellte sich sichtlich auf.

Sie fand den jungen Mann offensichtlich äußerst attraktiv, was sie auch unmissverständlich kundtat, als die beiden Frauen aufbrachen und an seinem Tisch vorbei kamen. Unüberhörbar meinte Barbaras Mutter: „Was für ein hübscher Bursche, den würd ich auch nicht von der Bettkante schubsen!!" Barbaras Blick und der des jungen Mannes trafen sich. Sie versuchte es mit einem verzeihenden Lächeln, das aber recht gequält ausfiel. Gleichzeitig hatte sie das Gefühl, so puterrot anzulaufen wie selten zuvor in ihrem Leben.

„Auf Wiederseh´n", meinte sie hastig und zu ihrer Mutter gewandt, noch eh diese dem jungen Mann irgendwie näher kommen konnte, „so, Mutti, jetzt müssen wir aber!!" „... und einen schönen Tag noch, die Damen!", rief ihnen der junge Mann schmunzelnd nach, als sie das Café darauf verließen. Ihrer Mutter ging dieser süße junge Mann wohl nicht so schnell aus dem Kopf, denn sie drehte sich noch ein paar Mal um und blickte immer wieder in seine Richtung.

Barbara brauchte jetzt irgendwas, was sie wieder auf andere Gedanken brachte. Also übernahm sie auf dem Rückweg die Fürsorge für Jutta, nicht ohne einen entsprechenden Hinweis ihrer Mutter „Du musst sie in den Arm nehmen, damit sie sich wohl fühlt" zu beherzigen. Schon klar. Und so gingen sie dann zurück, Barbara zur Rechten ihre Mutter untergehakt und im linken Arm die Puppe. Ihre Mutter lächelte immer wieder entgegenkommenden Passanten zu, so, als wolle sie allen zeigen, wie stolz sie auf ihre wohlerzogene Tochter war. Barbara versuchte natürlich, sich nichts anmerken zu lassen.

Nachdem sie endlich wieder wohlbehalten Zuhause angekommen waren, bedankte sich Barbaras Mutter mit ganz, ganz vielen Küsschen und ein paar Freudentränen kullerten ihr dabei über die Wangen. Da wurde Barbara einmal mehr bewusst: **Sie liebte ihre Mutter über alles. Und würde alles für sie tun. Na ja, fast alles. Ganz egal, ob mit oder ohne Jutta.**

Angstgefühle

Aus Tränen der Freude werden Tränen der Trauer,
im Kopf ganz plötzlich eine hässliche Mauer.
Über den Rücken jagen wilde Schauer,
es ist etwas Schlimmes und es liegt auf der Lauer.

Kann mir nicht helfen, kann mich einfach nicht lösen,
spür, wie sie kratzen, die Krallen des Bösen.
Wollen mich greifen, fesseln, verletzen
und mein Herz in endlose Panik versetzen.

Halt mich, hilf mir, darfst mich jetzt nicht verlassen,
sonst gewinnen die Mächte, die mich so sehr hassen.
Will doch gar nicht viel, nur ein bisschen berühren
und nur ein bisschen von deiner Nähe spüren.

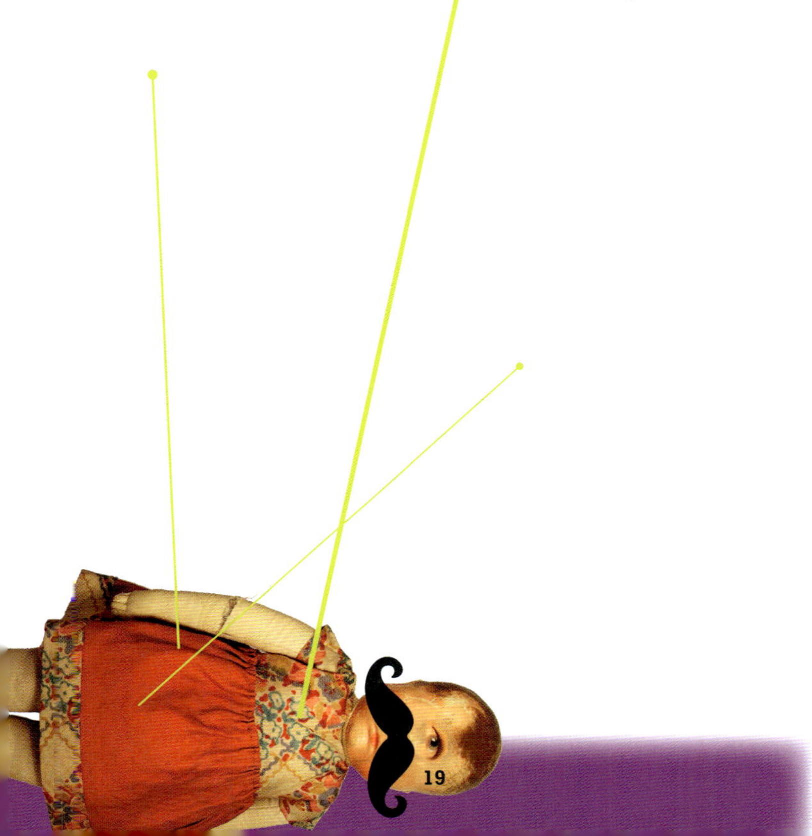

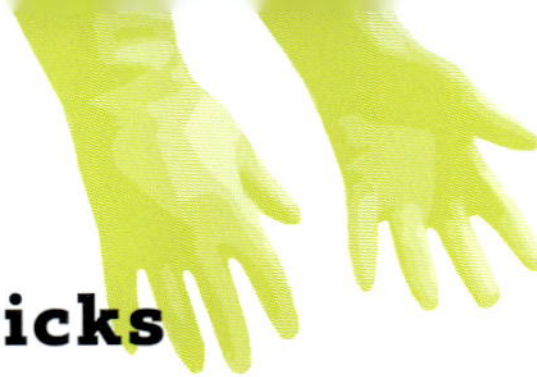

Tipps und Tricks

- Man sollte sich immer der Tatsache bewusst sein, dass man einen Menschen, der endgültig in Anderland angekommen ist, **nicht mehr zurückholen kann.** Die einzige Chance besteht darin, ihm dort zu begegnen, wo er sich in seinem mentalen Zustand momentan befindet. Das funktioniert erfahrungsgemäß am besten auf der Gefühlsebene. Das ist sicherlich wesentlich leichter gesagt als getan.

- Wer könnte oder wollte sich als Verwandter, Freund oder Bekannter der Frage **„Bleibst du bei mir?“** und einem fordernd nachgeschobenen „Ja, du bleibst doch bei mir!“ verschließen? Natürlich will man denjenigen nicht im Stich lassen, aber man spürt auch deutlich, dass er gnadenlos klammert und versucht, einen zu vereinnahmen. Denn die Angst eines Menschen mit Demenz verschwindet zwar nicht, er lebt sie aber nicht aus, solange ihm ein anderer Mensch Sicherheit und Halt gibt.

- Es kommt also vor allem darauf an, **Ruhe auszustrahlen und anwesend zu sein.** Trösten Sie, versuchen Sie es mit einer Unterhaltung, bieten Sie ein Getränk an, schauen Sie gemeinsam Fotos an oder erzählen Sie von alten Zeiten. Es wird nicht nur dem Betroffenen guttun, sondern auch Ihnen ein besseres Gefühl geben. Was leider nichts daran ändern wird, dass die Gefühle wie Angst, Unruhe oder Verzweiflung wieder die Oberhand gewinnen, sobald Sie gegangen sind. Daran lässt sich nichts ändern. Hauptsache, Sie sind das nächste Mal wieder für diesen Menschen da. Vielleicht hilft Ihnen dabei ja auch die Erkenntnis, dass es keine Rolle spielt, wie lange, sondern wie intensiv Sie sich um den Menschen kümmern, der Ihnen wertvolle Energie absaugt.

- Es ist äußerst wichtig, dass Sie wirklich nur so lange bleiben, **wie Sie die Gefühle des Menschen mit Demenz aushalten.** Versuchen Sie aber auf keinen Fall, etwas zu erzwingen. Denn es geht an die Substanz und keinem ist damit geholfen, wenn Sie sich unverhältnismäßig verausgaben. Sammeln Sie lieber neue Kraft, um das nächste Mal einen neuen Anlauf zu nehmen.

- Niemand muss sich für die Gefühle der Menschen mit Demenz verantwortlich zeigen, aber immer vor Augen haben, dass sich **die Gefühle ungebremst ihren Weg bahnen.** Zum Beispiel, wenn eine Dame, wie in der vorangegangenen Geschichte, ihre Schmetterlinge im Bauch nicht unter Kontrolle bekommt, weil sie einen Mann besonders attraktiv findet. Werten wir in dem Zusammenhang eindeutig zweideutige Aussagen wie „Den würde ich auch nicht von der Bettkante schubsen!“ einfach als Kompliment an denjenigen – und die Sache geht in Ordnung.

- Auch so ein Fall: Ein Mann will während des Spaziergangs oder Stadtbummels nicht nur Handküsse verteilen, sondern wildfremde Menschen umarmen und drücken. Muss man ihn deshalb von der Öffentlichkeit fern halten? Keineswegs. Sinnvoller wäre ein Begleiter oder eine Begleiterin, die sich bei Bedarf anbietet und sagt: **„Na komm, dann drück mich mal fest!“**

- Komplizierter wird der Fall, wenn die Dame mit dem Schwiegersohn oder der Herr mit der Schwiegertochter flirtet. Dann können die **Gefühle bedrohlich** werden und sind nur auszuhalten, wenn der Adressat der Zuwendung sehr souverän reagiert und seine Grenzen verteidigen kann. Wenn das alles nichts nützt, ist der einzige Ausweg eine räumliche Trennung, sprich eine Tagespflege oder ein Pflegeheim.

- Da die Menschen in Anderland Experten für Gefühle sind, sollte man ihr **Expertenwissen nutzen** und ihnen als Begleiter die eigenen Gefühle nicht vorenthalten. Zeigen Sie beispielsweise Ihre Entspanntheit und Heiterkeit, indem Sie den Menschen mit Demenz anlächeln. Er wird Ihre Gefühle sofort erkennen und zurück lächeln. Ohne dabei zu merken, dass Ihr Lächeln das Ziel hat, ihn ebenfalls zum Lächeln zu bringen. Natürlich können Sie auch Ihre Traurigkeit oder Niedergeschlagenheit zeigen. Der Mensch mit Demenz wird auch diese Gefühle spiegeln.

- Es kann durchaus hilfreich sein, Gefühle mimisch oder mit Gesten auszudrücken, **ohne die Sprache zu Hilfe zu nehmen**. Übung macht hier den Meister. Zeigen Sie Ratlosigkeit oder Verlegenheit, Sorge oder Anspannung, Enttäuschung oder Freude und Erstaunliches wird passieren: Der Mensch in Anderland kann Sie zwar nicht verstehen, wird aber alle Ihre Gefühle erkennen.

- **Erwidern Sie Gefühle.** Und versuchen Sie einen Menschen, der erregt ist, nicht zu beruhigen. Zeigen Sie ihm dagegen, dass Sie spüren, dass ihn etwas zutiefst bewegt. Nutzen Sie Gestik und Mimik, klopfen Sie mit der Faust auf den Tisch und sagen Sie: „Das ist ja furchtbar, wirklich ganz furchtbar, dass du das mit dir machen lassen musst!!"

- Sie können einem Menschen mit Demenz auch helfen, wenn ihm zum Weinen ist. Natürlich nur, wenn Sie es aushalten. Statt es mit Worten wie „Nicht traurig sein!" oder „Musst nicht weinen!" zu versuchen, lassen Sie es zu. Selbst dann, wenn reichlich Tränen fließen. Denn der Mensch weiß dann, dass er nicht alleine mit seiner Traurigkeit oder Verzweiflung ist. **Kommunizieren Sie mit Gefühlen statt mit Rationalität und Logik.** Denn in Anderland übernehmen Gefühle die Macht und sind in jedem Fall stärker als der Verstand.

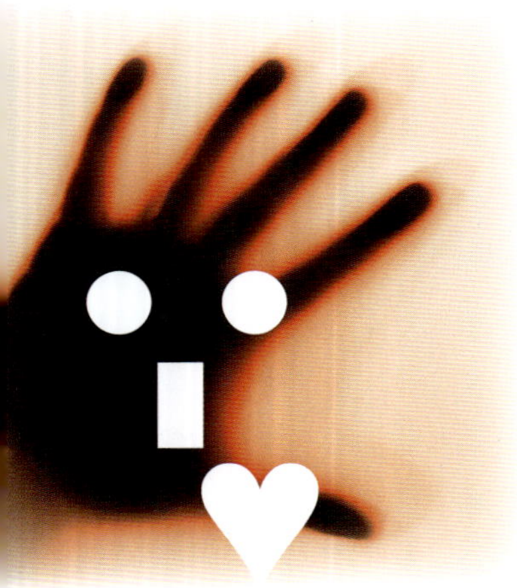

Anderland, das Land sinnvoller Sinnlosigkeiten

Extrem verwirrend, aber auch ganz schön kreativ.

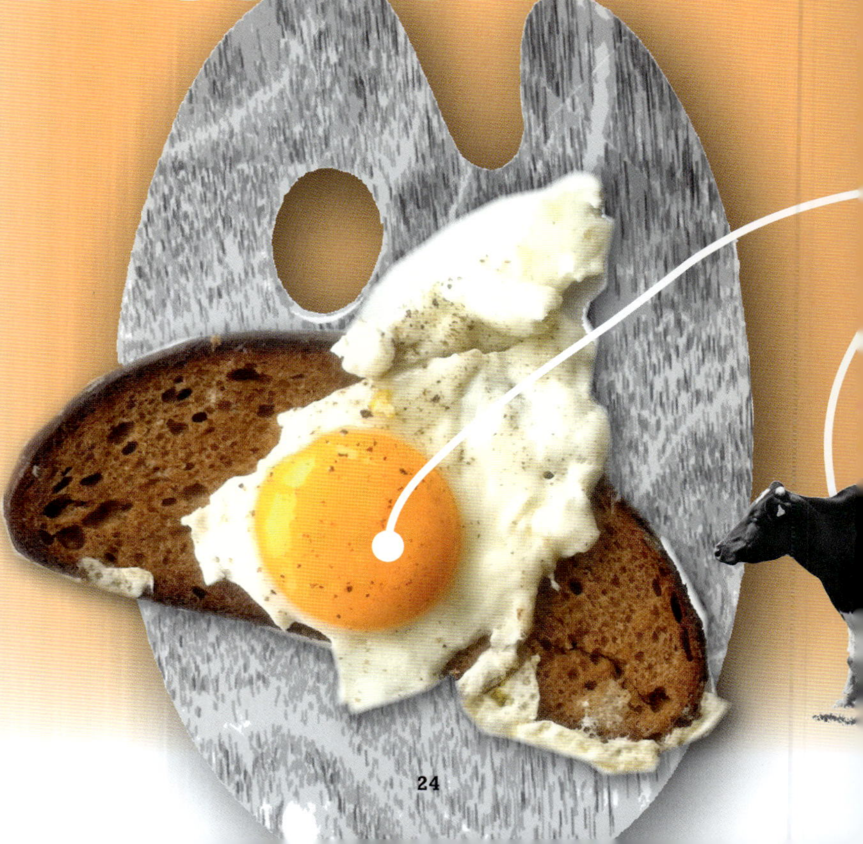

Etwas Sinnloses kann auf keinen Fall sinnvoll sein. Das eine schließt das andere aus, das ist doch wohl logisch. Legt man jedenfalls normale Maßstäbe an. Etwas komplizierter wird die Sache allerdings, wenn der Eigensinn ins Spiel kommt. Dessen Bedeutung erschließt sich schon aus dem Wort an sich, will sagen, jemand bewertet nach seinem eigenen Sinn.

Der Haken dabei: Dieser eigene Sinn kann erheblich mit der allgemein akzeptierten Sinngebung kollidieren. Und wer, bitteschön, legt am Ende fest, was absolut gesehen Sinn hat und was nicht? Jedenfalls sollte man sich tunlichst davor hüten, pauschal alles zu verurteilen, was gängigen Normen nicht entspricht. Hier gilt es, dem, was leichtsinnig als „geistige Umnachtung" bezeichnet wird, mit einer erhellenden Erkenntnis zu begegnen: Derjenige Mensch wird schon einen Grund für sein Verhalten haben. Was genau, wird in den meisten Fällen nicht lückenlos aufzuklären sein. Aber es ist immer hochgradig kreativ und verdient Achtung und Verständnis.

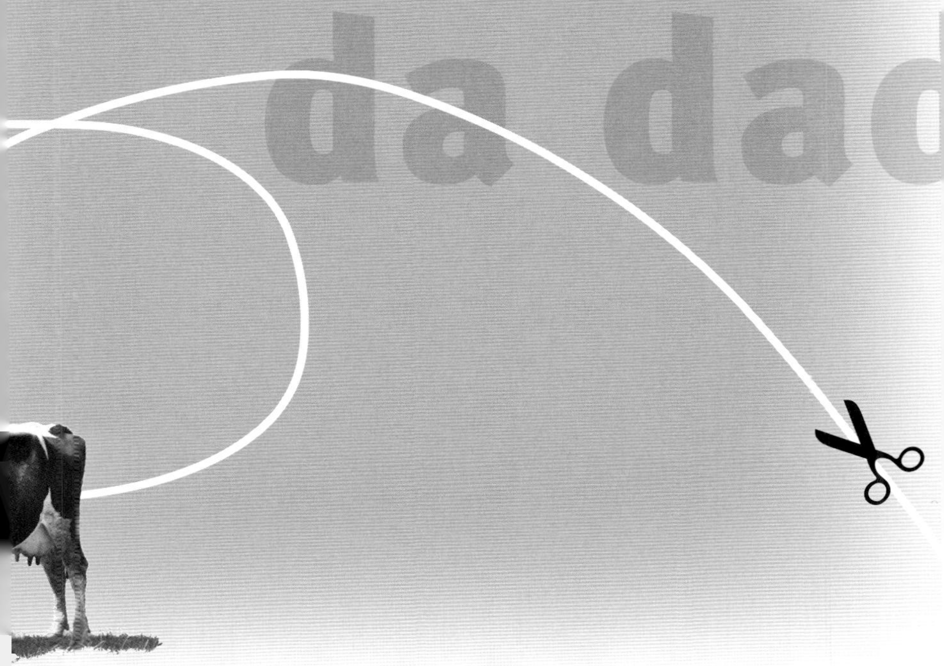

Wer glaubt, es hat keinen Zweck, im Unsinn nach einem Sinn zu suchen, der irrt gewaltig.

✖ Dabei reden wir an dieser Stelle nicht von bewusstem Unsinn, wie er etwa in der Künstlerbewegung Dada zum Ausdruck kommt. Hier wird Blödsinn zur provokanten Kunstform, um etablierte Denkmodelle zu durchbrechen. Anders bei Menschen mit Demenz. Zwar ist ihr Handeln ähnlich irritierend, allerdings mit einem ganz entscheidenden Unterschied: **Sie geben ihrem Handeln unbewusst einen neuen Sinn.**

✖ **Alles ist eine Frage der Interpretation.** Wer in der Nachspeise rührt, um sie dann auf die Serviette zu streichen, der könnte ja auch Kuchenteig anrühren, den er auf einem Backblech verteilt. Oder eine Brille verschwindet in einem Wasserglas, weil es zum Brillenetui wird. Und jemand, der seine Brillengläser mit Lyoner verschmiert, tut aus seiner Sicht etwas ganz Normales: Er benutzt die Scheibe Wurst als Brillenputztuch.

✖ Menschen mit Demenz sind also in der Lage, den **Dingen einen eigenen Sinn zu geben.** In Normalien würde man sagen, ihr Erkennen und Deuten von Sinneseindrücken ist gestört. In Anderland kann dagegen von Störung keine Rede sein. Die Menschen haben eine spezielle Form der Weltvergegenwärtigung und nehmen die Dinge einfach anders wahr. Sie sehen einen Gegenstand, finden das in Normalien dazugehörende Abbild nicht und machen dann mit dem Gegenstand, was ihnen gerade in den Sinn kommt. So sehen sie das mit Wasser gefüllte Glas, das ihnen zum Trinken hingestellt wird, erkennen aber vielleicht ein Marmeladenglas und dann versuchen sie zunächst den Deckel, der ja eigentlich dazugehören sollte, abzudrehen. Manchmal wissen sie auch mit dem Trinkglas nichts Rechtes anzufangen. Dann untersuchen sie es, versuchen es, da sie es nicht verstehen, zu begreifen, zu ertasten oder festzuhalten oder auch zu sichern, indem sie es unter ihre Kleidung stecken.
Irgendeinen Sinn wird das Ding schon haben.

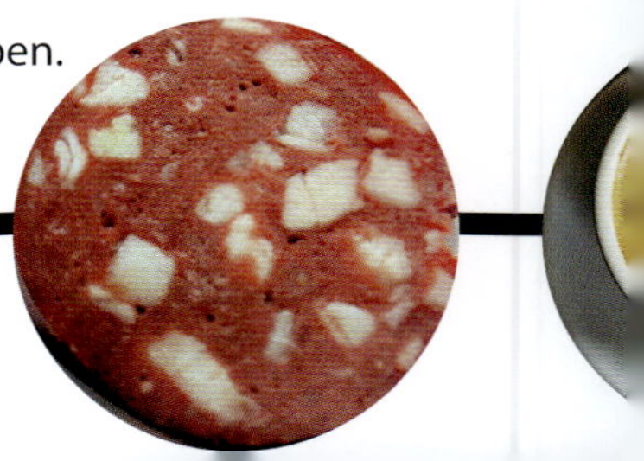

✖ Sie ziehen die Tischdecke zu sich, um einen Faden abzubeißen, sie zupfen die nicht verwelkten Blüten einer Blume ab, sie streichen ihre Speisen auf dem Tisch sorgfältig aus. Sie setzen sich also handelnd in Bezug zu den Gegenständen, denen sie mit dem Verstand nicht mehr beikommen, und deuten diese auf **ihre eigene Art.**

Sie erkunden, sie probieren, handeln also zweckfrei. Bei Kindern nennt man ein solches Verhalten „Spielen“.

Schlimm ist das nicht, wie Dichter und Denker bestätigen. So war zum Beispiel Friedrich Schiller der Ansicht, dass der Mensch erst dann ganz Mensch ist, wenn er spielt, sich also dem zweckfreien Spiel selbstvergessen hingibt.

✖ Wer einmal verstanden hat, dass man **Zweck und Sinn nicht verwechseln sollte,** und wer versucht, im Zweckfreien den Sinn zu entdecken, der wird auch schnell die wunderbaren Zusammenhänge in Anderland erkennen.

Ein Mensch blättert in den Seiten der gefalteten Serviette. Was macht er da? Nun ja, man könnte annehmen, er versucht in der Speisekarte ein Gericht zu entdecken, nachdem ihm gerade der Sinn steht. Nicht so sinnlos, wie es scheint, oder?

✖ **Gegenstände, die wahrgenommen werden, wollen behandelt werden.** Und das tut der Mensch mit Demenz. Dazu bedient er sich eingeschliffener Handlungsabläufe, die gewissermaßen in seinem Körpergedächtnis gespeichert sind. Man kann das mit Autofahren vergleichen. Schalten, bremsen, blinken, Gas geben – Autofahren als Automatismus. Nur einer von zahlreichen Automatismen, die sich im Laufe eines Lebens festsetzen und deren sich der Mensch auch in Anderland bedienen kann. Essen zum Beispiel oder Trinken, einen Faden abbeißen oder einen Nagel einschlagen. Und wenn man die Gegenstände nicht mehr so

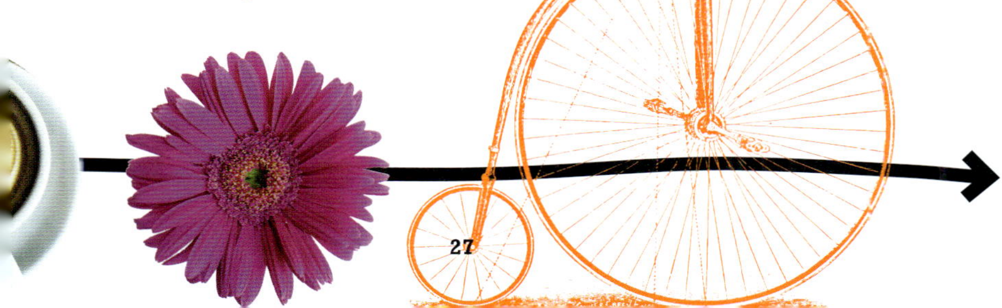

gut einordnen kann, dann passiert es halt, dass die Tischdecke zum Mund geführt wird, um einen Faden abzubeißen, oder dass man versucht, das Messer in den Tisch zu klopfen.

✖ **Oft helfen automatisierte Handlungsabläufe** den Menschen in Anderland, Halt zu finden und den Dingen eine Struktur zu geben. Da wird zum Beispiel ein Glas ständig im Kreis gedreht. Nimmt man es weg, erzeugt das Irritation. Denn man nimmt etwas weg, woran sich diejenige oder derjenige festhalten konnte.

Fazit: Man sollte den Menschen durchaus zutrauen, dass sie in der Lage sind, selbst dazu beizutragen, dass es ihnen gut geht. Nicht selten mit eigentümlichen, aber wirkungsvollen Handlungen. Da wird zum Bespiel ständig mit der Hand auf den Tisch geklopft. Der positive Effekt: **Man spürt sich, nimmt sich körperlich wahr und erlebt Vibrationen, die zum körperlichen Wohlbefinden beitragen.**

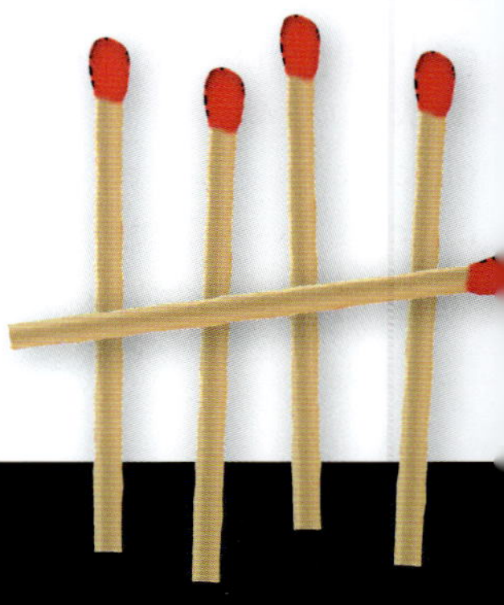

Wo Feuerdrachen von alten Zeiten erzählen.

Man braucht schon ein bisschen Phantasie, um verstehen zu können, dass scheinbar sinnlose Dinge in Anderland mit der Zeit oft einen unschätzbaren Wert bekommen. Diese eigentümliche Erfahrung musste unlängst auch die Schwiegertochter von Herrn von Glück machen, als sie ihn wieder einmal besuchte. Er war nämlich gerade sehr intensiv mit der liebevollen Sichtung seines Schatzes beschäftigt.

Dazu muss man wissen: Dieser Schatz ist ein sehr spezieller Schatz, den er in einem alten Koffer aufbewahrt. Für ihn ist dieser Schatz in jedem Fall von schier unermesslichem Wert. Es handelt sich dabei, um es einmal ganz einfach so zu sagen, wie es ist, um Dutzende von Stäben abgebrannter Sylvester-Raketen, sorgfältig gebündelt und akribisch archiviert.
Logisch, dass seine Schwiegertochter hochgradig irritiert reagierte, als sie die Unmengen angekohlter Holzstäbe erblickte. Kopfschüttelnd und fragend sah sie Herrn von Glück an, der in dem Moment die Welt nicht mehr verstand.

Ausgerechnet seine Schwiegertochter, die doch sonst immer so nett und verständnisvoll zu ihm war, ausgerechnet die konnte mit seinem Schatz offensichtlich gar nichts anfangen? Sah sie denn nicht, was ihm so unendlich viel bedeutete? Nein, offenbar sah sie es nicht. Das machte Herrn von Glück sehr, sehr traurig und Tränen schossen ihm in die Augen. Was seine Schwiegertochter für einen Moment sehr verunsicherte und sie erst etwas zögern lies. Doch dann tat sie instinktiv genau das Richtige und nahm ihren Schwiegervater ganz spontan und herzlich in den Arm.

„Weißt du", sagte sie, „ich, na ja, also, ich verstehe nur nicht so ganz …" Was den Tatsachen entsprach. Herr von Glück zuckte hilflos mit den Schultern, während ihm die Tränen über die Wangen liefen. Was sollte er da noch großartig erklären, wenn jemand seinen Schatz nicht verstand? „Feuerwerk ist doch so wundervoll!" flüsterte er ihr ins Ohr. Eine simple Feststellung und gleichzeitig des Rätsels Lösung, was er in seiner momentanen Wirklichkeit mit den angekohlten Holzstäben verband. Seine Schwiegertochter stutzte. Was hatte er da gerade gesagt? Feuerwerk ist doch so wundervoll? Zweifellos, da war was dran. Und auf einmal verstand sie. Was da im Koffer vor ihr lag, das war so gesehen keineswegs etwas Sinnloses, es war die phantasievolle gedankliche Brücke zu strahlenden Farben, unvergesslichen Eindrücken und zu einer leuchtenden Vergangenheit. „Ja", sagte sie, während sie ihren Schwiegervater erneut in den Arm nahm, „ja, da hast du recht. Feuerwerk ist wundervoll … etwas ganz Wunderbares. Und deshalb werden wir gut darauf aufpassen. Versprochen!" Worauf sie den Koffer schloss und sorgfältig wieder im Schrank verstaute.

„Versprochen?" wiederholte Herr von Glück. „Ja, ganz fest versprochen", sagte seine Schwiegertochter verständnisvoll und Herr von Glück lächelte. Ein unbezahlbares Lächeln, wie seine Schwiegertochter fand. Und als sie sich schließlich kurz mit einem Küsschen von ihm verabschiedete, war ihr klarer denn je: Man sollte die Schätze und Sehenswürdigkeiten in Anderland keineswegs spontan als sinnlos oder absurd abtun, sondern sie in jedem Fall eines zweiten Blickes würdigen.

Denn vieles, was zunächst wie ein Buch mit sieben Siegeln erscheint, entpuppt sich bei genauerem Hinsehen oftmals als eine spannende Lektüre mit unglaublich phantasievollen Kapiteln. Man muss nur bereit sein, darin möglichst unvoreingenommen zu blättern. Zugegeben nicht immer ganz einfach, wenn man dabei reichlich gängige Maßstäbe aus Normalien im Gepäck hat. Da heißt es, das eine oder andere Vorurteil einfach mal mutig über Bord werfen, um aus einer anderen Perspektive klarer sehen, besser verstehen und zwischen den Zeilen lesen zu können. Wer das beherrscht, der wird belohnt. **Zum Beispiel mit einem unbezahlbaren Lächeln.**

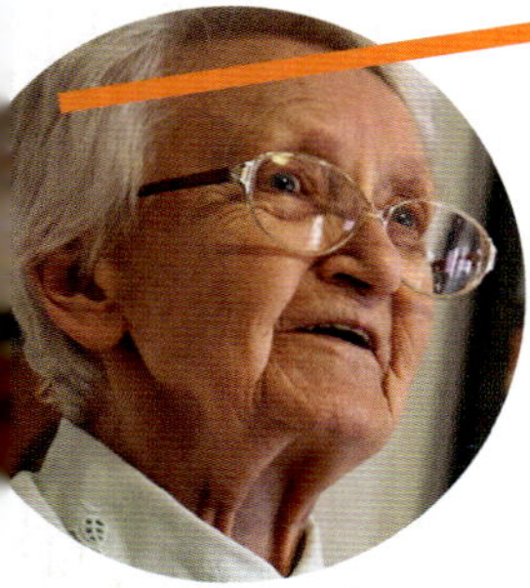

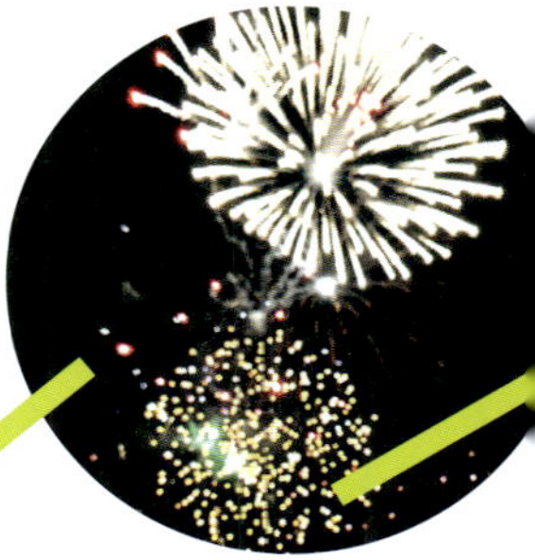

Feuerdrachen

Kennst du sie? Die Feuerdachen,
die so schöne Sachen machen?
Nein, sind keine Ungeheuer,
sind ungeheuer lieb und teuer.
Schau, wie toll sie Feuer spucken,
wie sie tanzen, leuchten, zucken.
Bitte, bitte, nicht verglühen,
lass sie für immer Glück versprühen.

Kennst du sie? Die Feuerdrachen,
die so schöne Sachen machen?
Wie sie in den Himmel flitzen,
Farben in das Dunkel ritzen.
Erinnern stets an gute Zeiten,
wenn sie dich im Kopf begleiten.
Bitte, bitte, nicht verglühen,
lass sie für immer Glück versprühen.

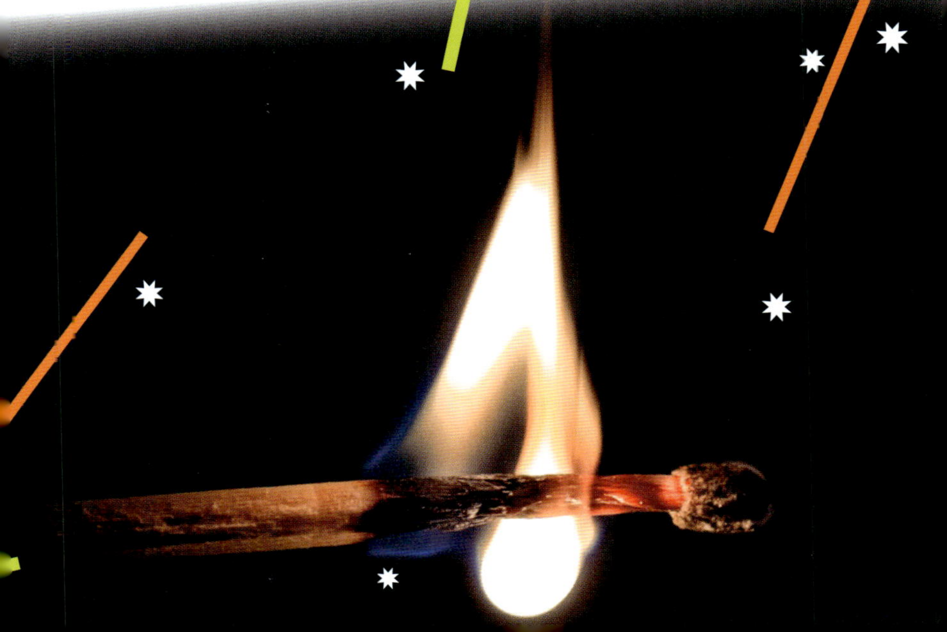

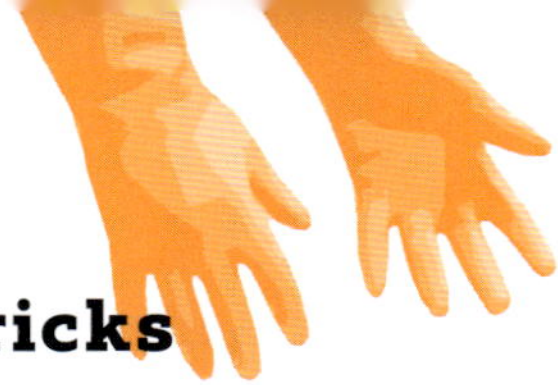

Tipps und Tricks

- **Es ist hilfreich, die scheinbaren Sinnlosigkeiten so zu betrachten, wie es ein Völkerkundler tut,** wenn er ein fremdes Land betritt. Er greift nicht korrigierend ein, versucht nicht zu belehren oder gar bevormundend zu bestimmen. Im Gegenteil, der Völkerkundler wartet ab, er staunt und er versucht sich in die fremden Sitten und Gebräuche hineinzuarbeiten. Und er bietet sich natürlich an, wenn seine Hilfe gewünscht oder erforderlich ist.

  Was bedeutet das konkret? Wenn Sie zum Beispiel merken, dass ein Mensch in Anderland das Glas oder die Tasse nicht als Trinkgefäß erkennt, kommen Sie ihm entgegen und bieten Sie ihm Alternativen an: Eine Flasche, einen Zuckerstreuer, eine kleine Vase oder einen Strohhalm, damit er die Gelegenheit zum selbstständigen Trinken hat.

- **Denken Sie immer daran, dass es die verschiedensten Blickwinkel gibt**, die Welt wahrzunehmen. Der Kühlschrank kann durchaus eine gute Ablagemöglichkeit für die Geldbörse sein, damit sie nicht wegkommt. Wenn man nicht mehr in der Lage ist, symbolisch zu denken, wenn man also nicht mehr unterscheiden kann, dass ein Kleiderschrank ausschließlich als Aufbewahrungsort für die Garderobe, ein Kühlschrank als Aufbewahrungsort für Lebensmittel gedacht ist, dann helfen keine Belehrungen und keine Erklärungen. Wenn Sie dem Menschen in Anderland sagen, dass die Geldbörse nicht dorthin gehört, sagt der Mensch mit Demenz vielleicht: „Aber dort bleibt sie schön frisch." Er verbindet „Geldbörse", „Kühlschrank" und „Frische" auf seine eigene Art.

  Loben Sie also, statt zu korrigieren: „Da hast du einen sicheren Platz für die Geldbörse gefunden."

  Bei Schuhen im Kühlschrank würde man die Schuhe aus hygienischen Gründen entfernen, allerdings dann, wenn der Mensch mit Demenz es nicht sieht. Sonst müsste er, wenn er sich vorgeführt fühlt, einen Ausweg suchen und eine andere Person für das Fehlverhalten verantwortlich machen. Dann sagt er vielleicht: „Du hast wohl die Schuhe in den Kühlschrank gestellt."

  Natürlich kann es passieren, dass man die Schuhe immer wieder herausnehmen muss. Aber das lässt sich nicht verhindern, denn der Mensch in

Anderland hat kein Einsehen mehr in die hygienischen Notwendigkeiten, wie sie in Normalien üblich sind.

✖ **Seien Sie offen, lassen Sie sich ver-rücken und mitnehmen.** Wenn jemand ohne Ziel wandert, muss man ihn nicht fragen, wo er hin will, in der Hoffnung, eine vernünftige Antwort zu bekommen. Das wird nicht passieren und falsche Antworten wie etwa „Ich wollte es gerade sagen“ oder „Ich gehe nach Hause“ können zu qualvollen Missverständnisse führen.

Man kann natürlich auch mitwandern und es mit behutsamen Zielvorgaben versuchen: „Komm, ich bringe dich zu deinem Sessel, in dein Zimmer, zu deinem Bett oder auf die Toilette.“ Vertraut Ihnen der Mensch, wird er Ihnen gerne folgen. Nur wundern Sie sich bitte nicht, wenn der Mensch danach wieder wandert, um weiter zu suchen, weil er sein Ziel erneut vergessen hat. Seiner Meinung nach befindet er sich an einem Ort, wo er überhaupt nicht hingehört. Was zu einer inneren Unruhe führt, die es abzulaufen gilt.

✖ **Am besten, Sie sind genauso kreativ und unternehmungslustig wie die Menschen mit Demenz.** Verlassen Sie die gewohnten Trampelpfade, die Sie aus Normalien kennen, und machen Sie mit den Menschen Streifzüge durch das Anderland. Scheuen Sie sich nicht vor unwegsamem oder unsicherem Gelände. Seien Sie mutig, trauen Sie sich die Überquerung einer schaukelnden Hängebrücke zu und seien Sie versichert: Lebensgefahr besteht in Anderland an keiner Stelle.

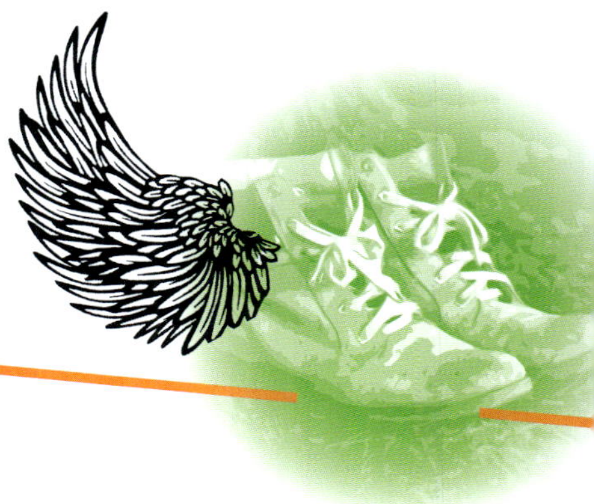

Anderland, das Land der wortlosen Sprache

Kommunikation mit allen Sinnen.

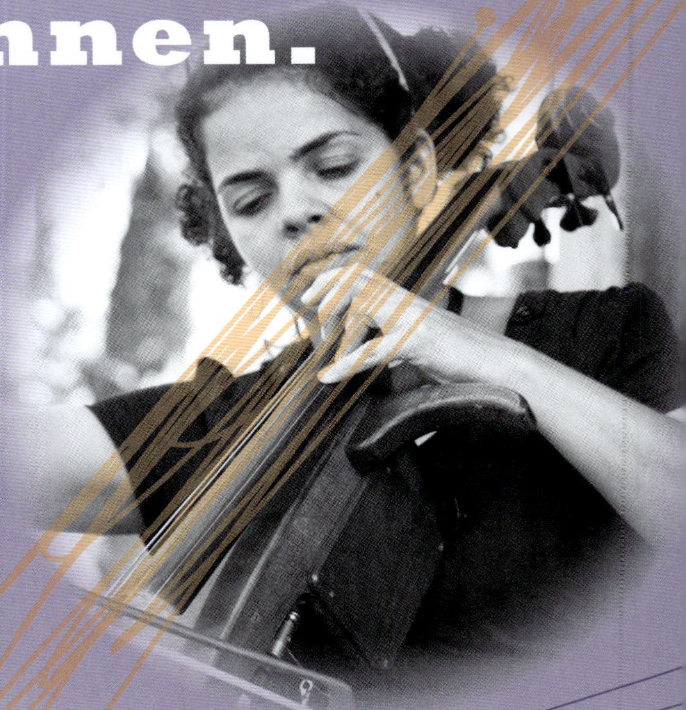

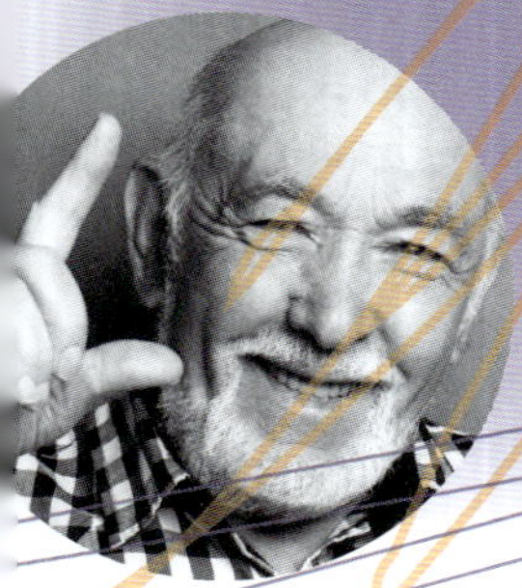

Viele Menschen reagieren irritiert, sobald die Ratio in den Hintergrund tritt. Denn in unserer zunehmend technisierten, auf Effizienz ausgerichteten Umwelt sind wir es nun mal gewohnt, dass die Dinge reibungslos funktionieren. Logisch.

Doch im Umgang mit an Demenz erkrankten Menschen ist das keineswegs der Weisheit letzter Schluss. Hier werden gerade die Sinne zu Mittlern zwischen den Welten. Denn die Sinne verschmelzen mit Gefühlen. Umwelt und Umfeld werden zunehmend gefühlt erfahren. Deshalb gilt es, den Betroffenen auch entsprechend sinnlich zu begegnen. Gestik zählt, ein Blick sagt mehr als tausend Worte und eine zärtliche Berührung ist oft weit mehr wert als jedes noch so vernünftige Argument.

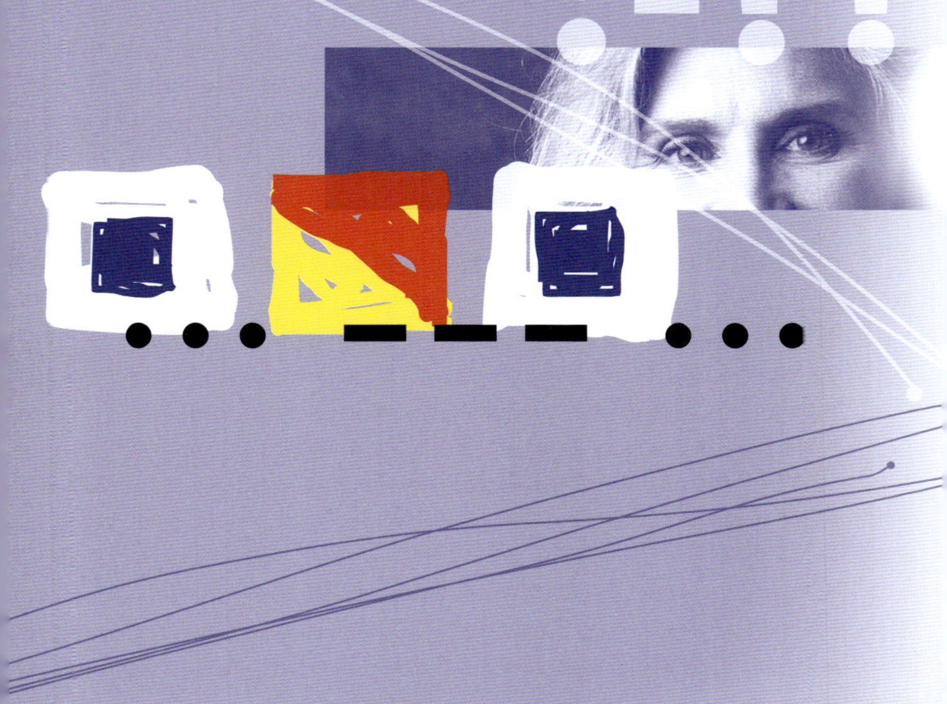

Je weniger der Kopf zu sagen hat, desto mehr sollte der Körper sprechen.

✖ In der Geschichte „Der kleine Prinz“ von Antoine de Saint-Exupéry wird die **Sprache als Quelle der Missverständnisse** bezeichnet. Da ist was dran. Denn Worte helfen uns zwar, miteinander zu kommunizieren, lassen aber immer Freiraum für Interpretation und Fehldeutung. Mit Worten versuchen wir uns zu verständigen, die Sprache ist Werkzeug und Transportmittel des Verstandes. Da bei Menschen mit Demenz das Denkvermögen schwindet, verlieren auch Worte mehr und mehr an Bedeutung, verfehlen Sinn und Zweck und die Sprache wird letztendlich zu einem schlechten Verständigungsmittel.

✖ **Im Dialog kommt es leicht zu Missverständnissen,** weil die Menschen in Anderland zwar die gleichen Worte verwenden wie die Menschen in Normalien, die Bedeutung, die man diesen Worten beimisst, kann aber gänzlich unterschiedlich sein.

Ein Gegenstand, der in Normalien als „schwarz“ gilt, kann in Anderland als „rot“ bezeichnet werden. Die Menschen in Anderland greifen in ihre Sprachschatztruhe und holen dabei schon mal die falschen Begriffe heraus. Das ist nicht schlimm. Schlimm wird es erst dann, wenn der Mensch aus Normalien auf seiner Sicht der Dinge besteht. Der Mensch mit Demenz sieht eine schwarze Schachtel und sagt: „Tu das Rote weg!“, worauf sich der Verstandesmensch, der den Wunsch erfüllen möchte, eine Belehrung meist nicht verkneifen kann. „Da ist aber nichts Rotes!“ Und schon ist ein Konflikt vorprogrammiert, der sich vermeiden ließe, würde man es schweigend hinnehmen.

✖ Noch verwirrender werden die Worte für einen Menschen mit Demenz, wenn sie in einem Satz aneinandergereiht sind. **Denn er hört zwar vertraute Worte, kann sie aber nicht mehr in einen Sinn zusammenhang bringen.**

Fragt etwa der Sohn „Vater, möchtest du ins Bett gehen?“, dann nimmt der Vater selektiv das ihm bekannte Wort „Vater“ wahr und antwortet: „Ja, sicher", und zwar im Sinne von „Ja sicher bin ich dein Vater". Der Sohn wundert sich nun, dass der Vater keine Anstalten unternimmt, das Schlafzimmer aufzusuchen. Er hakt nach: „Geh bitte ins Bett." Worauf der Vater das Wort „Bett" hört und sagt: „Im Bett kann ich schlafen." Genau das soll er tun, also erneuert der Sohn seine Aufforderung: „Geh bitte schlafen!" Antwort: „Nein, jetzt noch nicht." Hier wird deutlich, wie schwierig Verständigung werden kann, sobald Sätze ihren Sinnzusammenhang verlieren oder nur noch Fragmente verstanden werden.

✖ **Wenn Sprache als Kommunikationsmittel nicht mehr oder nur schlecht funktioniert, dann wird die Körpersprache immer wichtiger.** Das weiß jeder, der schon mal in einem fremden Land war, ohne die dortige Sprache zu beherrschen. Man improvisiert und versucht, sich im wahrsten Sinne des Wortes mit Händen und Füßen zu verständigen, um sein Ziel zu erreichen. Und oft unterstreicht man auch mimisch, was man meint, was man beabsichtigt oder haben will. Ganz schön umständlich, aber meist sehr effektiv. Erst recht in Anderland, wo das gesprochene Wort mit fortschreitender Demenz mehr und mehr versagt.

✖ Umgekehrt findet der Mensch in Anderland nicht immer die richtigen Worte, um seinem Begleiter seine Wünsche mitzuteilen. Dann ist es ebenfalls hilfreich, auf dessen Körpersprache zu achten und ihm die **Wünsche von den Augen abzulesen**. Rein rational orientierte Nachfragen wie „Was meinst du?", „Was willst du?" oder auch „Was soll ich tun?" laufen meist ins Leere und führen zu nichts.

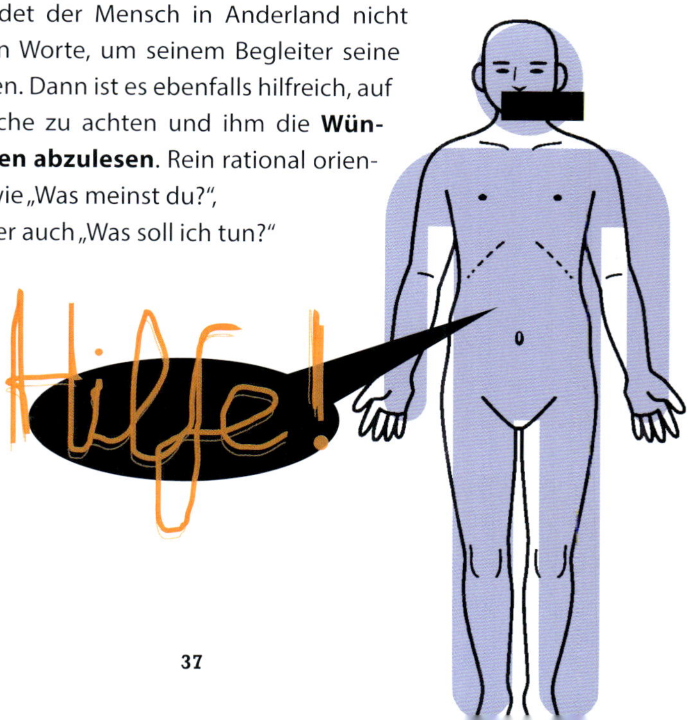

✖ **Menschen mit Demenz merken, dass in ihrem Kopf etwas nicht stimmt und teilen das auch gerne mit.** Dabei fassen sie es oft so in Worte: „Ich glaube, ich werde verrückt", „In meinem Kopf dreht sich alles" oder auch „Ich weiß überhaupt nichts mehr!" Ebenso kann es sein, dass der Angesprochene direkt mit einbezogen wird: „Ich brauche dich, damit du mitdenkst und mir hilfst, mich zurechtzufinden." Versagt die Wortwahl, zeigen sie es, indem sie sich an den Kopf fassen, ihn befühlen oder in beide Hände nehmen. Dann sind Menschen mit Demenz ganz besonders auf Begleiter angewiesen, die sie verstehen, trösten und einfühlsam agieren, um Ängste zu nehmen und zu beruhigen.

✖ Wie so oft im Leben werden **falsch verstandene Ratschläge schnell zu echten Tiefschlägen**, die in Anderland besonders weh tun können. Beschreibt ein Mensch seine Demenz und sagt „Mir ist so schwindelig ...", wäre die Aufforderung „Dann setz dich hin!" vollkommen fehl am Platze. Denn der ohnehin verunsicherte Mensch hofft auf seinen Begleiter, der ihn versteht und vielleicht tröstende Worte findet wie etwa: „Oh, das ist nicht schön!" Trost spenden geht übrigens auch ganz ohne Worte. Indem man einfach nur die Hände reicht und damit festen Halt gibt und greifbare Sicherheit signalisiert.

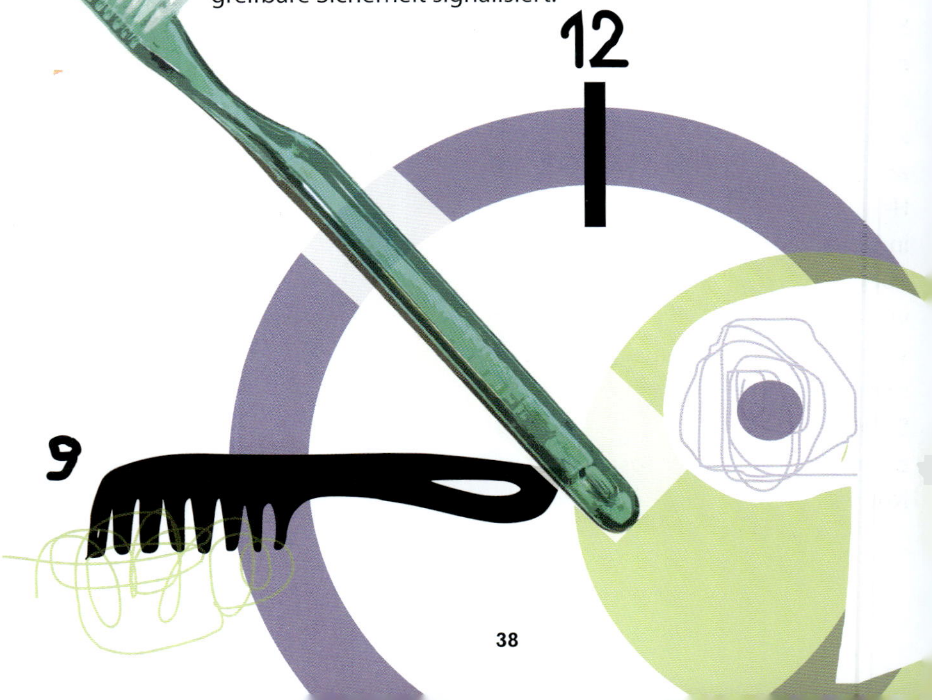

Körperpflege von Mann zu Mann

Trotz seiner stolzen 78 Jahre machte Herr Schneider immer noch einen recht stattlichen Eindruck. Er war relativ groß gewachsen, legte Wert auf ein gepflegtes Äußeres und nur sein leichtes Übergewicht und das damit verbundene kleine Bäuchlein verrieten, dass er auf seine alten Tage auch gerne mal ein bisschen über die Stränge schlug.

Obwohl seine Frau schon vor einiger Zeit verstorben war, lebte er immer noch in den eigenen vier Wänden, was im Großen und Ganzen auch gut klappte. Trotzdem schlichen sich mehr und mehr kleine Schwächen ein, er wurde zunehmend vergesslicher und ließ nicht selten auch mal Fünfe gerade sein. Das heißt, er rasierte sich nicht mehr so regelmäßig wie früher, das morgendliche Waschen fiel ihm zunehmend schwerer und eine perfekte Haushaltsführung war sowieso noch nie sein Ding gewesen. Insgesamt eine Entwicklung, die auch sein Sohn und seine Schwiegertochter, die regelmäßig bei ihm nach dem Rechten sahen, besorgt beobachteten. Nachdem Herr Schneider mehrmals vergessen hatte, das Licht auszuschalten und den Müll zu entsorgen, und sich ab und an eine beachtliche Anzahl von schmutzigen Tellern und Tassen in der Spüle türmten, beschlossen die beiden, endlich etwas dagegen zu unternehmen. Also setzte sich der Sohn mit dem Sozialamt in Verbindung und vereinbarte einen Termin mit einem Gutachter. Der Termin fand dann auch relativ zeitnah statt, der Gutachter hörte sich aufmerksam die Schilderung der Sachlage an, machte sich ein ausführliches Bild vor Ort und vor allem von Herrn Schneider. Sein anschließendes Resümee fiel erfreulich positiv aus. „Meinen Sie", meinte Herrn Schneiders Sohn, „wir müssten da was unternehmen, also ich meine, in Richtung Heim oder so …?!?" Der Gutachter schüttelte entschieden den Kopf: „Nein, machen Sie sich da mal keine Sorgen, dafür ist Ihr Vater noch viel zu gut dabei. Was er allerdings dringend braucht, ist tatkräftige Unterstützung in seinem Zuhause. Außerdem wollen Sie ja sicher auch, dass er sich so lange wie möglich in seinem häuslichen Umfeld wohlfühlen kann." Sohn und Schwiegertochter nickten. „Ich schick Ihnen mal jemanden von einem ambulanten Pflegedienst vorbei, mit dem können Sie dann alles Notwendige im Detail besprechen und in die Wege leiten." Gesagt, getan.

Fortan sorgte ein Bringdienst dafür, dass Herr Schneider jeden Tag sein warmes Mittagessen bekam, und eine Putzhilfe machte einmal die Woche gründlich sauber.

Und dann war da noch Dennis, ein junger Mann vom ambulanten Pflegedienst, der Herrn Schneider regelmäßig bei der Körperpflege zur Hand ging. Dennis war hoch gewachsen, sogar noch einen halben Kopf größer als Herr Schneider und hätte mit seinen 26 Jahren gut und gerne sein Enkel sein können. Natürlich erschien es dem alten Herrn schon ein bisschen komisch, als ihm das erste Mal ein junger Mann aus dem Morgenmantel und in die Dusche half. Mit einer Mischung aus Unsicherheit und Schamgefühl sperrte er sich zunächst ein bisschen dagegen. Doch Dennis machte nicht viel Federlesen und ging so selbstverständlich und professionell mit der Situation um, dass auch Herr Schneider sehr schnell keine Probleme mehr hatte. Zumal sich die beiden auf Anhieb irgendwie sympathisch gewesen waren. „Donnerwetter", meinte Dennis, als er Herrn Schneider nach dem ersten Duschen abfrottierte und zu den Oberarmen kam, „das sind ja noch ganz schöne Muckis, mein lieber Mann!" Herr Schneider verstand nicht so recht und blickte etwas hilflos drein. Also setzte Dennis nach, indem er demonstrativ eine klassische Bodybuilder-Pose einnahm. Er deutete erst auf seine, dann auf Herrn Schneiders Oberarmmuskeln. „Muckis", wiederholte Dennis, „die haben der Damenwelt sicher ganz schön imponiert!" Herr Schneider lächelte und betrachtete ein wenig wehmütig seine inzwischen altersbedingt leicht erschlaffte Armmuskulatur, die aber immer noch recht ansehnlich war.

„Muckis, ja, ja", wiederholte Herr Schneider,„ ja, ja, die Damen, früher, schöne Damen, oh ja, lang, lang ist das her, sehr lange…" „Na, na, na", meinte Dennis, bevor die Wehmut überhandnahm, „auch der Herbst hat seine schönen Seiten. Und jetzt…", er überreichte Herrn Schneider eine Zahnbürste, „… jetzt wollen wir mal Zähneputzen, damit zu den Muckis noch ein strahlendes Lächeln kommt!" Herr Schneider schien mit der Aufforderung leicht überfordert zu sein und schaute erst auf die Zahnbürste, dann zu Dennis. Demonstrativ fletschte der die Zähne und machte kreisende Bewegungen vor dem Mund, so, als wolle auch er sich die Zähne putzen. „Kriegen Sie das alleine hin?" fragte er. Herr Schneider nickte. „Sehr gut", sagte Dennis, „in der Zwischenzeit werf ich schon mal die Kaffeemaschine an, bin gleich wieder da!"

Als er zurückkam, konnte er gerade noch verhindern, dass Herr Schneider sich mit der ausgespülten Zahnbürste durchs Haar fuhr. „Aber, aber", sagte Dennis, „die ist doch nur für die Zähne!" „Und die Haare?", fragte Herr Schneider und wiederholte, „... und die Haare?" „Dafür gibt es das hier!" Dennis überreichte ihm den Kamm. Herr Schneider stutzte kurz, dann verstand er und fuhr sich mit dem Kamm sorgfältig durchs Haar. Dennis nickte zufrieden und meinte bei der abschließenden Betrachtung seines Gegenübers: „Na, das ist doch wohl eine beeindruckende Erscheinung: Frisch geduscht, strahlende Zähne und eine perfekte Frisur – ein Mannsbild, wie es die Frauen lieben!" Kameradschaftlich knuffte er dabei Herrn Schneider leicht in die Seite. Der lächelte. Die Euphorie war allerdings schnell wieder verflogen, als sie in der Diele an einem großen Spiegel vorbei kamen und Herr Schneider sein Konterfei erblickte. „Du lieber Himmel, wer ist denn der alte Sack da im Spiegel?" meinte er. Doch Dennis hielt dagegen: „Alter Sack? Von wegen, alter Sack, da müssen Sie mich mal sehen, wenn ich einen über den Durst getrunken habe ..." „Über den Durst?" wiederholte Herr Schneider fragend. „Ja", erklärte Dennis und machte eine entsprechende Armbewegung, „... gluck, gluck, abends ein paar Bierchen zuviel und morgens erkennt man sich selber nicht wieder im Spiegel. Und jedes Mal schwört man sich: Nie wieder zu viel gluck, gluck."

Herr Schneider schmunzelte und wiederholte die Armbewegung eines Trinkenden: „Ja, ja, gluck, gluck, hab ich früher mit Kumpels auch oft gemacht, früher, ojeee, und meine Frau? Herrjemine, die hat dann immer gemeckert: Wenn du so weiter machst, dann säufst du dich noch mal ins eigene Grab!" „Hat ja zum Glück nicht geklappt!" merkte Dennis jovial an. Herr Schneider zuckte lächelnd mit den Schultern: „Wissen Sie, junger Mann, man muss halt nur wissen, wo seine Grenzen sind ... Alles im Leben hat seine Grenzen, alles hat seine Grenzen und, äh, wie gesagt, da muss man halt wissen, wo die Grenzen sind..." „Stimmt, und man muss wissen, wo der heiße Kaffee steht, der die Lebensgeister weckt", sagte Dennis, „... und genau da, mein Lieber, da gehen wir jetzt hin!"

Dann hakte er Herrn Schneider unter und führte ihn in Richtung Küche, wo die beiden nebeneinander Platz nahmen. „Na, das haben wir doch auch heute mal wieder gut hingekriegt", meinte Dennis und klopfte Herrn Schneider aufmunternd auf die Schulter. „Stimmt!" Herr Schneider nickte. **Mehr sagte er nicht. Brauchte er auch nicht, denn die zwei verstanden sich nun mal bestens, auch ohne große Worte.**

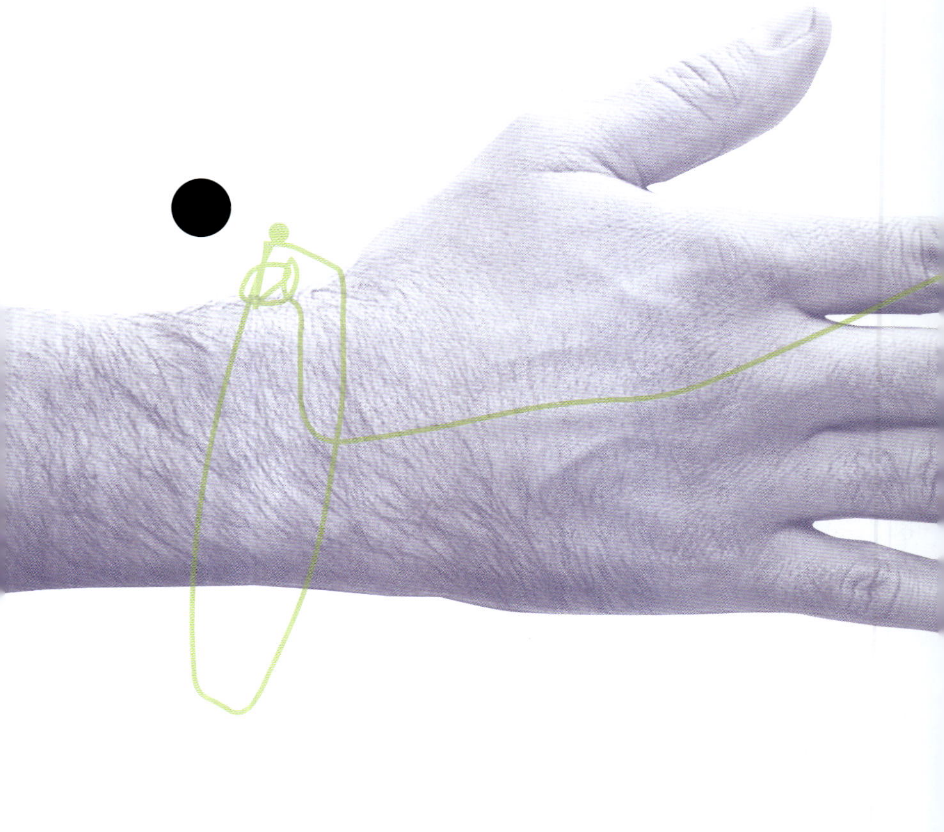

Löcher im Sinn

Löcher im Sinn,
alles dahin.
Alles so leer,
weiß gar nichts mehr.

Quere Gedanken,
komme ins Wanken.
Passendes Wort?
Weg, einfach fort.

Bin maßlos traurig,
bin fast am Ende,
schenk mir doch Kraft,
reich mir die Hände.

Tappe im Dunkeln,
mir ist so kalt,
brauch etwas Wärme,
brauch deinen Halt.

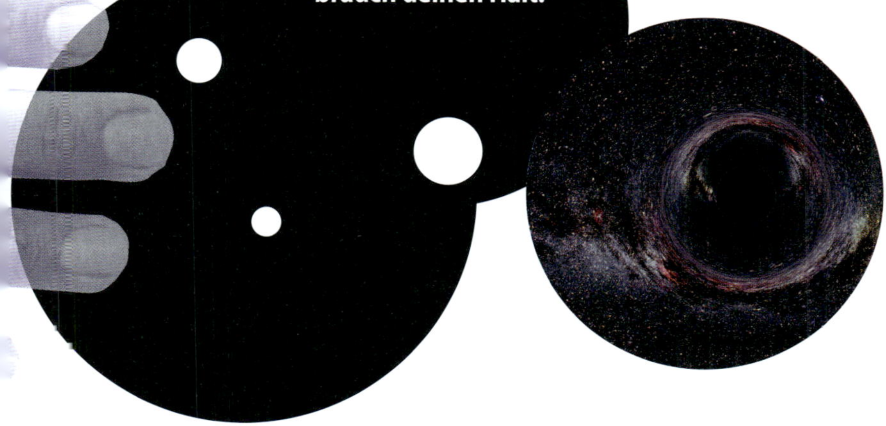

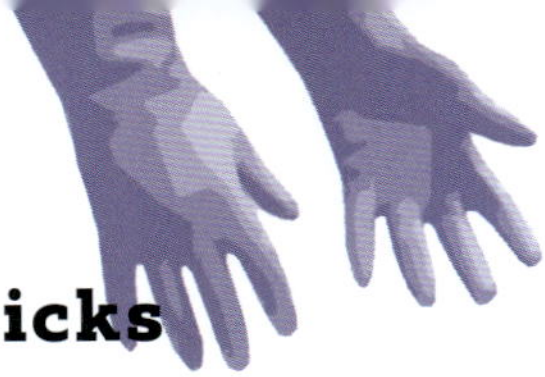

Tipps und Tricks

✖ **Erklärungsversuche, seien sie auch noch so gut gemeint, bringen häufig nichts.** Zeigen und Vormachen ist da wesentlich hilfreicher. Also verlassen Sie sich nicht auf Worte, sondern vertrauen Sie auf Ihre Körpersprache. Kommunizieren Sie mit Gesten, Mimik und vor allem mit den Augen.

✖ **Erfolgversprechender** als die Aufforderung „Trink einen Schluck Wasser!" ist es, demonstrativ ein Glas mit Wasser anzubieten. Besser noch, aus einem zweiten Glas selber einen Schluck zu nehmen. Oder statt zu sagen „Geh bitte schlafen" zeigt man dem Menschen den Schlafanzug oder das Nachthemd und begleitet ihn anschließend ins Schlafzimmer. Man schlägt auch nicht einfach vor „Setz dich doch!", sondern setzt sich selber hin und lädt dann ein, ebenfalls Platz zu nehmen. Am besten unterstrichen durch eine entsprechende Geste.

✖ **Über Hautkontakt kann man sich in Anderland oft sehr gut austauschen.** Man berührt die Lippen eines Menschen mit Demenz, damit er den Mund aufmacht und Nahrung aufnehmen kann. Man hält ihn fest, um ihm zu zeigen, dass er sich auf einen verlassen kann. Man schenkt einen „Gutenmorgenkuss" oder küsst die Hand, um sich zu verabschieden. Denn zärtliche und sinnliche Kommunikation ist in Anderland ausdrücklich erlaubt und erwünscht. Wie weit Sie dabei gehen, ist natürlich Ihre Sache und sicherlich auch davon abhängig, wie nah Ihnen der jeweilige Mensch steht. Die Hauptsache ist, dass Sie mutig sind und hier und da vorhandene Berührungsängste überwinden.

✖ **Verzichten Sie trotzdem nicht darauf, mit den Menschen in Anderland zu reden**. An der Sprache erkennen sie, dass jemand für sie da ist, der ihnen Halt und Sicherheit geben kann. Vermeiden Sie jedoch Fragen, Erklärungen, Belehrungen oder Drohungen, ebenso abstrakte Sprachbilder wie etwa „Der ist auf den Hund gekommen". Auf gar keinen Fall dürfen Sie eine ironische oder satirische Sprache einsetzen. Denn die Menschen mit

Demenz nehmen Ihre Aussagen wortwörtlich und können die versteckte Botschaft nicht erkennen.

✖ Verwenden Sie Sprache, indem Sie diese bewusst melodisch einsetzen. Der richtige Ton macht auch hier die Musik. Apropos Musik: Versuchen Sie, Lieder zu singen oder zu summen. Musik in jedweder Form ist ein tolles Kommunikationsmittel, denn Melodien und Rhythmen stimulieren Gefühle und sprechen die nicht verstandesbezogenen Seiten eines Menschen an.

✖ **Versuchen Sie sich nicht zu rechtfertigen, wenn Sie grundlos beschuldigt werden.** Nehmen Sie die Schuld auf sich und sagen Sie: „Das war dumm von mir." „Warum hab ich nicht daran gedacht?" Oder: „Ich werde ab jetzt besser aufpassen!"

✖ **Zeigen Sie Nachsicht und Verständnis,** allerdings nicht um jeden Preis. Denn auch in Anderland gibt es Grenzen, die es einzuhalten gilt. Besonders, wenn es an Ihre ganz persönlichen Kraftreserven geht. Zwingen Sie sich zu nichts und verausgaben Sie sich nicht unnötig. Denn das kostet wertvolle Energie, die Sie bestimmt an anderer Stelle dringender brauchen werden.

✖ Vielleicht stören Sie sich an der rustikalen Sprache von Dennis. Aber so reden Männer schon mal gerne, wenn sie unter sich sind. Die Ausdrucksweise muss natürlich passen. **Es ist oft besser, direkt und unverstellt zu reden**, so wie einem der Schnabel gewachsen ist, als sich einer professionellen Sprache zu bedienen, die oft künstlich wirkt und damit Distanz schafft. Sprachliche Korrektheit verschafft zwar keinen Ärger, weckt aber auch keine Emotionen.

Natürlich darf man anders reden als Dennis, aber seine Art, sich nicht auf sprachliche Aufforderungen zu verlassen, sondern Herrn Schneider zu zeigen und vorzumachen, was dieser tun soll, ist vorbildhaft.

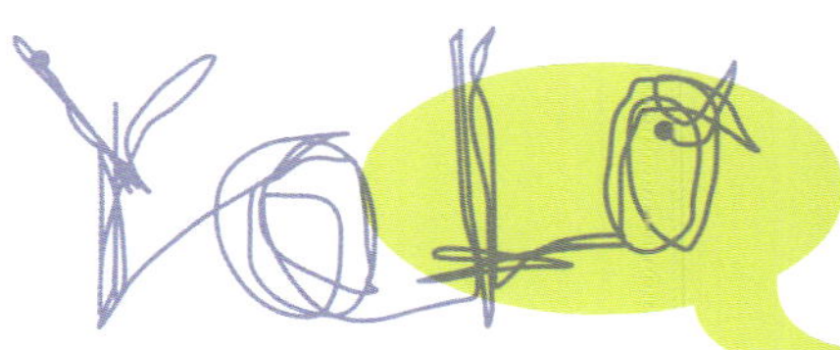

Anderland, das Land des Lächelns

Mit einem Schmunzeln Brücken bauen.

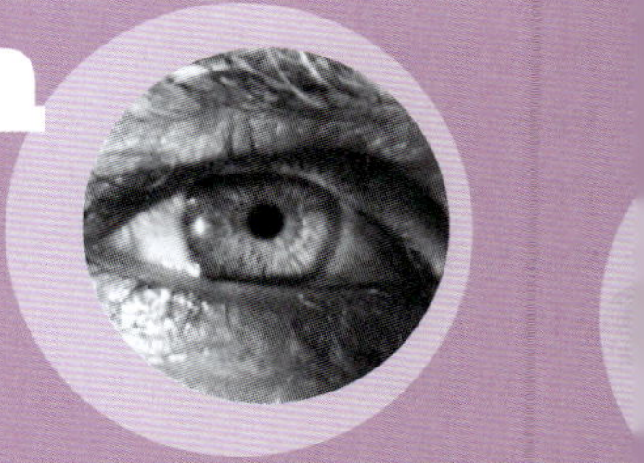

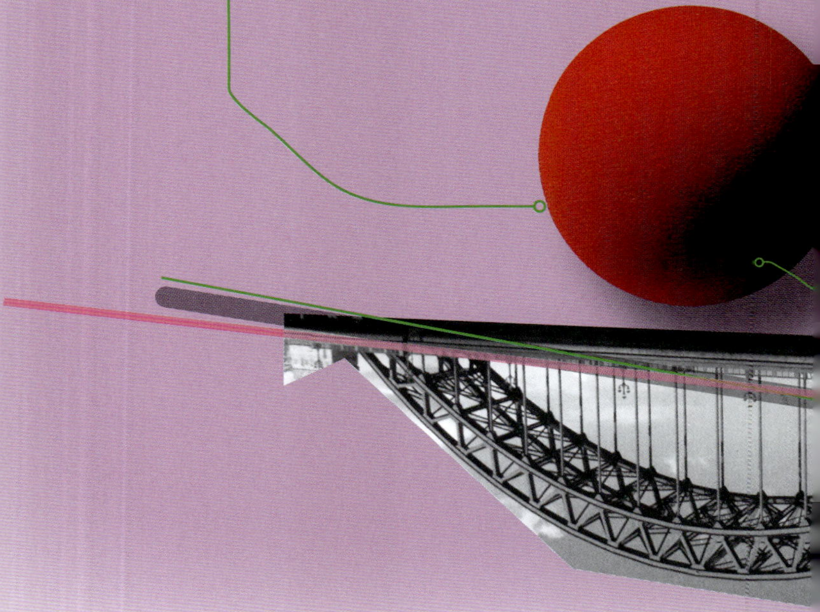

Oft ist es so, dass weder den Menschen mit Demenz noch ihren Reisebegleitern zum Lachen zumute ist. Der Mensch mit Demenz spürt, dass ihm der Verstand nicht mehr zur Verfügung steht. Das macht ihm Angst und lässt ihn verzweifeln. Aber seine Lust am Lächeln wird dadurch nicht beeinträchtigt und er kann von einem Augenblick auf den anderen von Niedergeschlagenheit in Lachen umschalten.

Was nicht selten durch eine entsprechende Mimik zum Ausdruck kommt. Mit anderen Worten: Befindet sich die Seele im Einklang mit sich, ist ein Lächeln nicht fern. Im Zustand der Demenz erfolgen Wahrnehmungen ungefiltert, sie geschehen direkt, im Hier und Jetzt. Der Vogel, den man zwitschern hört, erfreut genauso unmittelbar wie die Blume, deren Farbe und Duft einem gefällt, oder wie das Kinderlachen, das man gerade hört, das die Seele berührt und schöne Erinnerungen weckt.

Wie ein Reisebegleiter darauf reagieren sollte? Am besten so, wie es sich anbietet – mit einem verständnisvollen Lächeln.

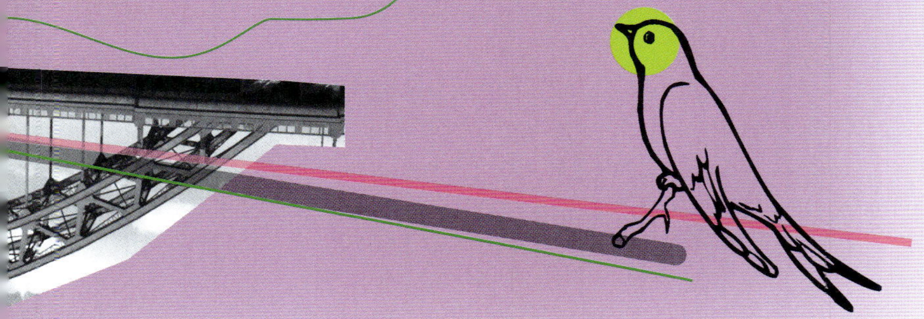

Kein Witz: In Anderland passieren auch jede Menge Sachen zum Lachen.

✖ **Anderland hat keineswegs nur Schattenseiten,** obwohl diese meist als erstes auffallen. Doch je vertrauter einem das Land wird, desto öfter wird es einem gelingen, auch die heiteren, bisweilen sogar lustigen Seiten zu entdecken. Was im Grund genommen ganz einfach ist, wenn man nur genauer hinhört und die Augen offen hält. Denn die Leute in Anderland haben ein schier unerschöpfliches Talent, die Dinge durcheinander zu wirbeln. So ungewohnt und komisch, dass es einen schmunzeln lässt.

Da unterhalten sich zum Beispiel zwei alte Damen im Pflegeheim. Sagt die eine: „Ich glaube ich weiß gar nicht mehr, wie ich heiße." „Oh", fragt die andere, „bis wann musst du das denn wissen?" Oder ein Mann wird von seiner Frau ins Pflegeheim gebracht. Angesichts der vielen jungen und alten Frauen dort sagt er: „Eigentlich wollte ich aber gar nicht mehr heiraten." Sogar die Ehefrau, die eigentlich gar nicht so gut drauf war, musste herzlich lachen. Was der Ehemann darauf tat? Der lachte mit. Nicht etwa, weil er die Komik seiner Aussage erkannte. Nein, er lachte mit, weil seine Frau es tat und weil sie so fröhlich war. Hier bestätigt sich einmal mehr: Es gibt doch nichts Schöneres als ein ansteckendes Lachen.

✖ Komisches entsteht immer dann, wenn **Sachverhalte, die so gut wie gar nicht zusammenpassen, in eine überraschende Beziehung** miteinander gebracht werden. Das kann verbal geschehen, aber ebenso durch eigentümliches Handeln.

An folgendem Beispiel wird das recht gut deutlich: Ein Mann nimmt die Fernbedienung des Fernsehers, aber nicht etwa, um das Gerät damit zu bedienen. Nein, er hält sich die Fernbedienung ans Ohr und versucht zu telefonieren. Natürlich meldet sich niemand, worauf er in seiner Welt der ganz eigenen Logik schlussfolgert: „Da hat sich einer verwählt." Ja, so wird es wohl gewesen sein, zumindest in seinem Kopf.

Seine Ehefrau ist übrigens schon lange nicht mehr erschrocken, wenn ihr Mann derart komische Sachen macht. Leider empfindet sie nur noch tiefe Traurigkeit angesichts seines Fehlverhaltens und seines Zustands. Dabei wäre es bestimmt besser, wenn sie das Ganze ein bisschen lockerer nehmen würde. Vielleicht sogar mit einem kleinen befreienden Scherz auf den Lippen: „Na, da siehst du mal, mein Schatz, die Telefone sind auch nicht mehr das, was sie mal waren."

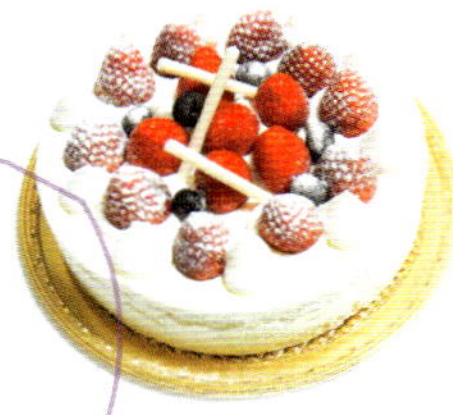

✖ **In Normalien strengen sich die Menschen sehr an, sich nicht lächerlich zu machen.** Und wenn es doch mal passiert, dass sie unfreiwillig komisch sind, dann fühlen sie sich in ihrer Würde verletzt. In Anderland ist das anders. Dort erhält der Mensch seine Würde dadurch, dass er beachtet und geachtet wird. Und dadurch, dass sein Handeln nicht an Funktionalität gemessen wird, sondern an der Freude, die er empfindet. Natürlich kann dabei auch mal was schiefgehen. Aber was soll´s? Hauptsache, man beherzigt etwas, was sowohl in Anderland als auch in Normalien gilt: **Alles ist halb so schlimm, wenn man über sich selber lachen kann.**

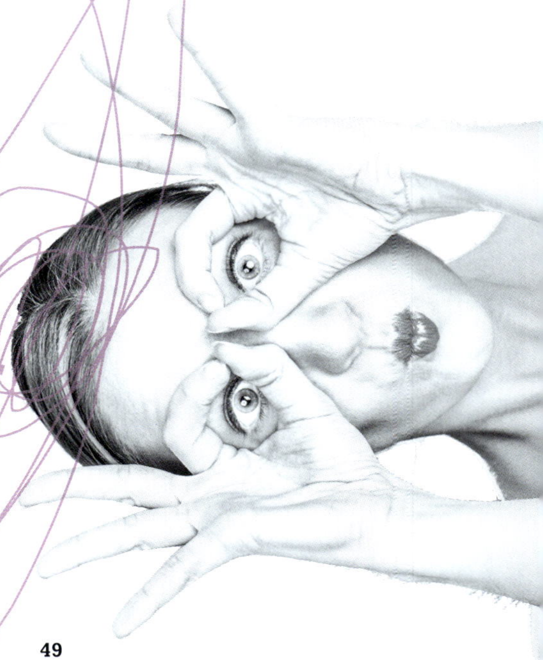

Flirtversuch mit Handicaps

Wie heißt es so treffend: Die Liebe ist eine Himmelsmacht. Und zwar eine, die vor keiner Tür dieser Welt halt macht. Natürlich auch nicht vor der des Seniorenheims, in dem Herr Feldmann und Frau Albrecht schon seit längerer Zeit leben. Mit anderen Worten: Amor ist hier am Werk und verschießt seine Pfeile. Denn Herr Feldmann ist, obwohl er zunehmend vergesslicher wird, bis über beide Ohren in Frau Albrecht verliebt. Sofern er sich gerade nicht daran erinnert, verliebt er sich, sobald sie sich über den Weg laufen, immer wieder aufs Neue. Er weiß, dass Frau Albrecht Käthe oder Adele heißt, dass sie Witwe ist oder auch nicht und dass sie des Öfteren von ihrer Familie oder anderen netten, zum Teil sehr jungen Menschen besucht wird. Auch Frau Albrecht, sagen wir mal so, hegt eine gewisse Sympathie für Herrn Feldmann, allerdings ebenfalls nur zeitweise und in sehr begrenztem Umfang. Denn auch sie wird zunehmend vergesslicher und bringt Dinge erheblich durcheinander. Nichtsdestotrotz: Die beiden fühlen sich irgendwie zueinander hingezogen und genießen die Gegenwart des anderen. Natürlich nur, sofern es sich zufällig ergibt, denn gezielt geplante Treffen wären aufgrund der beiderseitigen Vergesslichkeit zum Scheitern verurteilt.

Begegnet man sich, kommt es meist zu angeregten Unterhaltungen, wobei jeder der beiden den gewechselten Worten oft sehr unterschiedliche Bedeutungen beimisst. Das führt nicht nur zwangsläufig zu erheblichen Missverständnissen, sondern ebenso zu bemerkenswerten Dialogen. So auch vor einigen Tagen, als Herr Feldmann wieder einmal im Aufenthaltsbereich des Heimes unterwegs war und Frau Albrecht erblickte. „Hallo, junge Frau!" begrüßte er sie galant und nahm neben ihr Platz. „Ja, ja, junge Frauen, Männer wollen immer nur junge Frauen", entgegnete Frau Albrecht und hatte gleichzeitig eine Frage an eine vorbeikommende Pflegerin: „Wissen Sie, wo meine Tochter ist?" Die Pflegerin verweilte kurz und strich der alten Dame übers Haar. „Ihre Tochter kann sehr stolz auf eine Mutter wie Sie sein, Frau Albrecht." „Wissen Sie", schaltete sich Herr Feldmann nun ein, „ich habe auch eine Tochter!"
„Ich weiß", bestätigte die Pflegerin.
„Ich glaube, die weiß gar nicht, wo ich

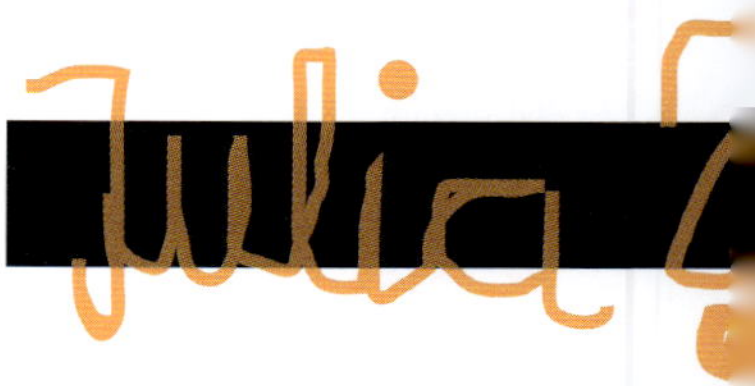

bin. Können Sie die mal anrufen?", wandte sich Herr Feldmann hilfesuchend an die Pflegerin. „Aber Ihre Tochter hat Sie doch gestern erst besucht", meinte die Pflegerin geduldig. „Ach so ..." Pause „... und heute?" „Heute muss sie vielleicht arbeiten, so wie ich", tröstete ihn die Pflegerin, „... keine Sorge, Ihre Tochter wird Sie bestimmt bald wieder besuchen!" Dann wandte sie sich wieder ihren anderen Aufgaben zu.

Für einen Moment schwiegen sich Herr Feldmann und Frau Albrecht an. Dann versuchte es Herr Feldmann wieder bei Frau Albrecht: „Käthe ist ein schöner Name." Darauf Frau Albrecht: „Käthe ist ein Frauenname!" „Ein sehr schöner Frauenname", ergänzte Herr Feldmann „... darf ich Sie Käthe nennen?" Keine Antwort. „... oder Adele?" „Adele ist auch ein Frauenname", stellte Frau Albrecht zutreffend fest. „... ein sehr schöner Frauenname", ergänzte Herr Feldmann erneut und unternahm einen gedanklichen Vorstoß in eine andere Richtung: „Sind Sie eigentlich verheiratet?" Frau Albrecht zuckte mit den Schultern. „Weiß nicht ..." „Man heiratet, wenn man sich liebt!", schwärmte Herr Feldmann. „Genau, man heiratet, wenn man heiratet ...", pflichtete ihm Frau Albrecht bei. „Und dann sagt man 'Ja!'", erklärte Herr Feldmann. „Ja, ja", meinte Frau Albrecht und es klang eher beiläufig. Herr Feldmann beugte sich in ihre Richtung, um zu unterstreichen, dass nun eine sehr vertrauliche Information folgen würde. „Und dann", fuhr er fort , „... dann, ja dann kommt die Hochzeitsnacht!" „Hochzeitsnacht?" wiederholte Frau Albrecht. Auch das sagte ihr momentan gar nichts. „Ja und?" Sie sah ihn fragend an. Herr Feldmann versuchte zu erklären: „Na ja ... und in der Hochzeitsnacht,... ui jui jui!!!" Frau Albrecht sah ihn immer noch fragend an. „Sie wissen schon ...", Herr Feldmann schmunzelte schelmisch, „...ui jui jui!!!"

„Ui jui jui!" sagte nun auch Frau Albrecht. Herr Feldmann nickte heftig und fing an, herzlich zu lachen. Sie verstand zwar nicht ganz, fand es aber sehr lustig, dass er so lustig war. „Ui jui jui!", wiederholte sie und machte ihm damit offenbar eine sehr große Freude. Denn er freute sich wie ein Kind und seine Fröhlichkeit war so ansteckend, dass nun beide japsend und kichernd um die Wette lachten.

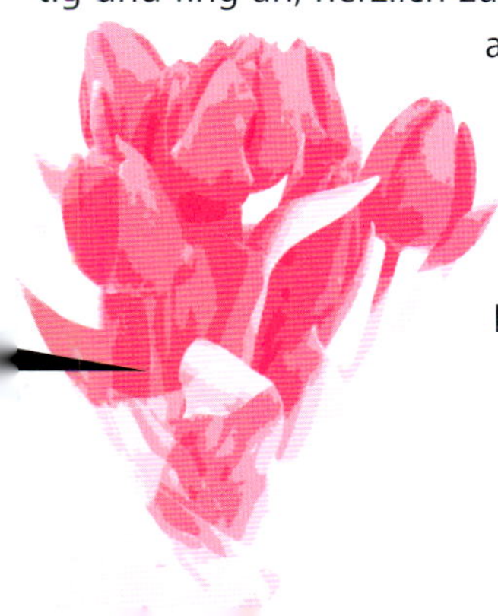

Schmunzelnd registrierte die Pflegerin, die jetzt aus einem anderen Bereich des Heimes kam, dass sich die beiden so gut amüsierten. „Na, Sie beide verstehen sich ja offenbar prächtig!“ meinte sie. Beide nickten, worauf Herr Feldmann noch eine Frage anschloss, die ihr sehr bekannt vorkam. „Sagen Sie mal, junge Frau, weiß meine Tochter eigentlich, wo ich bin? Können Sie die mal anrufen?“ „Das mache ich. Können sich darauf verlassen“, versprach die Pflegerin und konnte Herrn Feldmann damit im Moment beruhigen.

Sie wusste aber auch, dass er ihr diese Frage keineswegs zum letzten Mal gestellt hatte. „Ich glaube, so langsam ist es an der Zeit fürs Abendessen, auf geht´s!“, meinte sie nach einem kurzen Blick auf die Uhr und deutete in Richtung Speiseraum. Worauf sich die beiden alten Herrschaften brav erhoben, um dann Arm in Arm in Richtung Speiseraum zu schlurfen. Als die Pflegerin hinter dem Pärchen herging und die beiden so vor sich sah, da dachte sie: „Eigentlich toll, dass Liebe kein Alter kennt!“ Und für einen Augenblick wurde ihr ganz klar, dass sie ihren Job, so hart und unangenehm er auch manchmal war, gerne machte. Dann entfernte sie sich und hörte im Weggehen noch Herrn Feldmann, der im Speiseraum zu einer ihrer Kolleginnen sagte: „Wissen Sie eigentlich, ob meine Tochter …“ Und da sie genau wusste, wie der Satz endete, musste sie unweigerlich schmunzeln.

Bliebe noch die Frage, was wohl morgen passieren würde? Herr Feldmann würde sich mit Sicherheit erneut nach seiner Tochter erkundigen. Oder vielleicht auch den wirklichen Vornamen von Frau Albrecht erfahren, ihr sogar einen Heiratsantrag machen oder sie über die pikanten Details einer Hochzeitsnacht aufklären. Natürlich hochgradig ehrenwert und charmant, so wie es nun mal seine Art war. Und Frau Albrecht? Die würde es wahrscheinlich wieder sehr lustig finden. **„Ui jui jui!“ kann man da nur sagen. In Anderland ist eben alles möglich.**

Gedankenkarussell

Heut ist alles ein bisschen verdreht,
heute ist es früh, von früh bis spät.
Weiß nicht mehr, wie das alles geht,
warum das da vorne jetzt da hinten steht.

Im Kopf dreht sich alles so rasend schnell,
da geht es rund wie im Karussell.
Mir passieren ganz, ganz komische Sachen,
und du? Du fängst an, herzlich zu lachen.

Ich mag es sehr gern, dich so zu seh´n.
Du bist so lustig, das ist echt schön.
Und dann, dann lachen wir gemeinsam,
bin glücklich und bin gar nicht einsam.

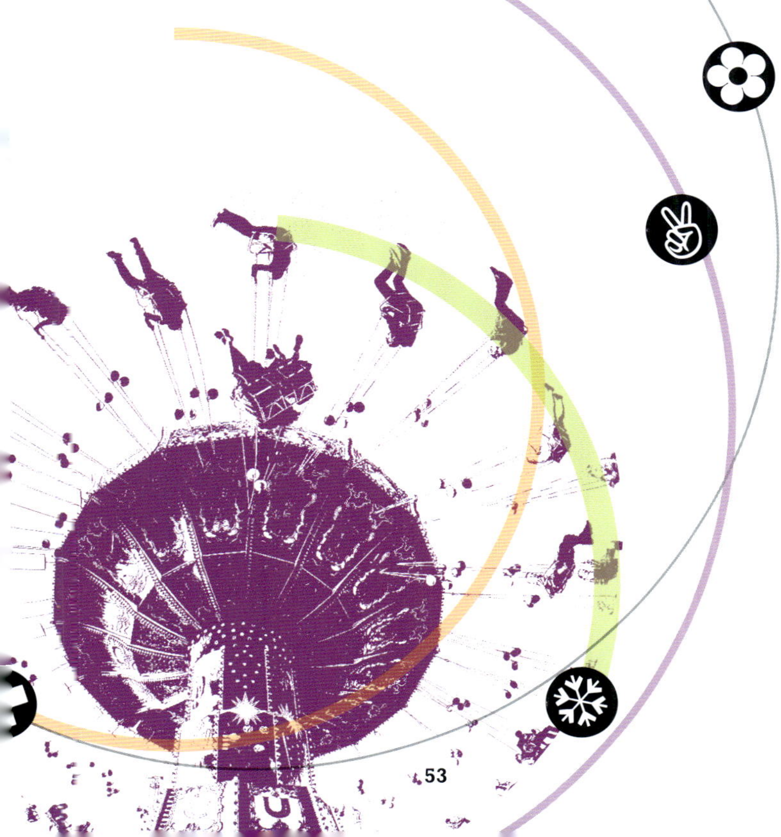

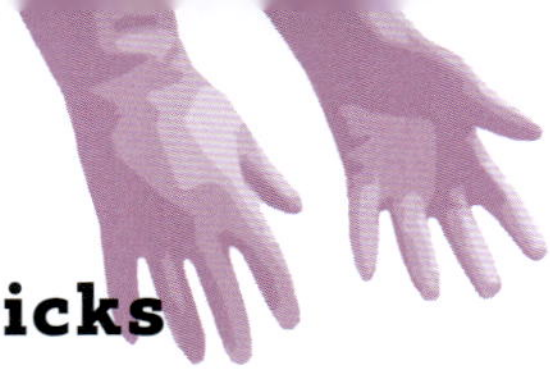

Tipps und Tricks

✖ Wie sagt der Volksmund so treffend: **Wie man in den Wald hineinruft, so schallt es heraus.** Das gilt auch für den Umgang mit einem Menschen mit Demenz. Wer ihn ein bisschen aufmuntert und ihm ein Lachen schenkt, der wird mit einem Lächeln belohnt werden.

✖ Andererseits darf man sich natürlich nichts vormachen. Auch wenn es in diesem Kapitel um das Land des Lächelns geht, herrscht in Anderland nicht immer eitel Sonnenschein. **Manches ist alles andere als lustig und einiges mag sogar so richtig zum Heulen sein.** Wichtig ist es dabei, dass man bereit ist, den Tatsachen stets ins Auge zu blicken, und sich vor allem nicht Dinge schönredet, die ganz einfach nicht schön sind. Doch angesichts einer oft rauen Realität und auch angesichts eventueller Rückschläge sollten Sie auf keinen Fall Ihren Optimismus an den Nagel hängen. So banal es klingen mag: Versuchen Sie immer, das Beste aus der jeweiligen Situation zu machen, und nutzen Sie jede noch so kleine Gelegenheit zu gemeinsamer Freude und Fröhlichkeit.

✖ **Verhält sich ein Mensch mit Demenz eigentümlich, dann versteht er oft überhaupt nicht, was an seinem Sagen oder Tun komisch sein soll.** Mag es auch noch so drollig und skurril sein, halten Sie sich ihm gegenüber dann besser zurück. Denn so vermeiden Sie den Eindruck, dass Sie ihn auslachen oder gar verspotten wollen. Lachen Sie lieber mit Dritten über die Begebenheit. Dabei brauchen Sie überhaupt kein schlechtes Gewissen zu haben, dass Sie sich dem Menschen mit Demenz gegenüber respektlos verhalten. Denn erstens geschieht es in seiner Abwesenheit, also ohne sein Wissen. Und zweitens, was viel wichtiger für Ihr persönliches Seelenheil ist, hilft Ihnen das Lachen, das Geschehene und eventuell damit verbundene Unannehmlichkeiten zu verarbeiten. So wird es für Sie auch leichter, die Dinge wieder locker zu sehen.

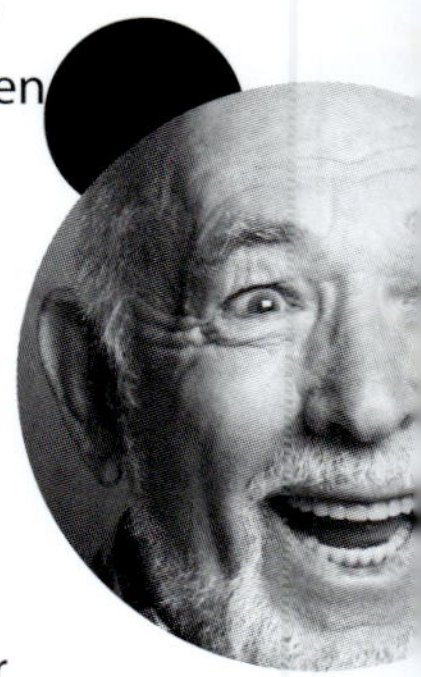

✖ **Klar kann man auf seiner Reise ins Anderland auch auf Distanz gehen** und sich wie ein Pauschaltourist verhalten, der stets nach Fehlern sucht und etwas zu bemängeln hat. Mit Sicherheit wird man da in Anderland sehr schnell fündig werden. Denn Fehlverhalten ist dort ja quasi an der Tagesordnung. Doch ständig zu mäkeln und zu bemängeln hilft keinem wirklich weiter.

Viel klüger ist es daher, ab und an die Schuld für das Fehlverhalten des anderen auf sich zu nehmen und sich zu entschuldigen: „Wie dumm von mir. Ich hätte doch wissen müssen, dass so etwas schiefgeht!" Ein bewusster Rollentausch, der dem Menschen mit Demenz sehr entgegenkommt, denn es erleichtert ihn und befreit ihn von Schuldgefühlen, etwas falsch gemacht zu haben. So können Sie gemeinsam über das Vorgefallene lachen. Und falls es passieren sollte, dass er sich dabei ein bisschen über Sie lustig macht: Auch das ist gut so!

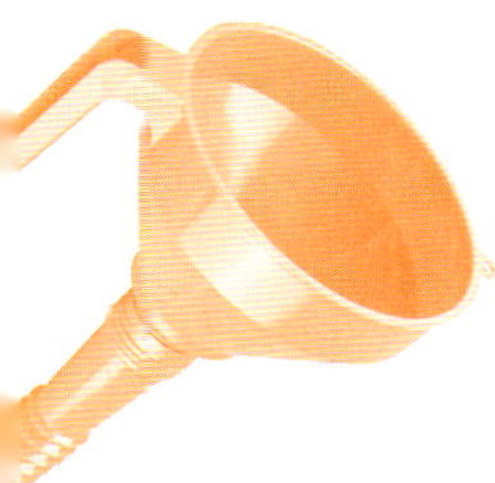

Anderland, das Land der Aggressionen

Grenzgang zwischen Angriff und Verteidigung.

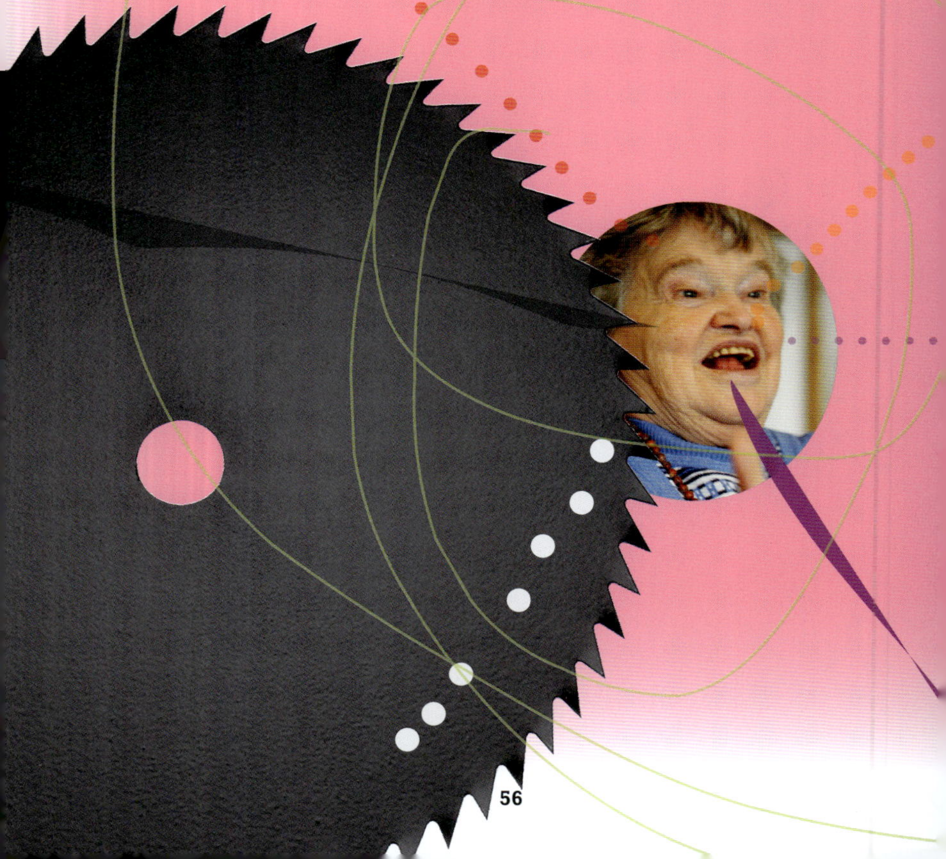

Dass man sich wehrt, wenn man sich ungerecht, respektlos oder verächtlich behandelt fühlt, ist ziemlich normal. Und normal ist es auch, dass man sich dabei letztendlich doch noch irgendwie in den Griff bekommt. Sind die Gefühle des verletzten Seins allerdings rational nicht mehr zu kontrollieren, brechen sie sich häufig ungebremst ihre Bahn und münden im schlimmsten Fall in totaler Aggression.

Umso wichtiger, dass wir es rechtzeitig lernen, Menschen mit Demenz nicht zu provozieren, sondern ihnen mit Respekt, Empathie und Geduld begegnen. Und dass wir auch Angriffslust als Element eines natürlichen Abwehrmechanismus begreifen. Nicht zuletzt um des lieben Friedens willen.

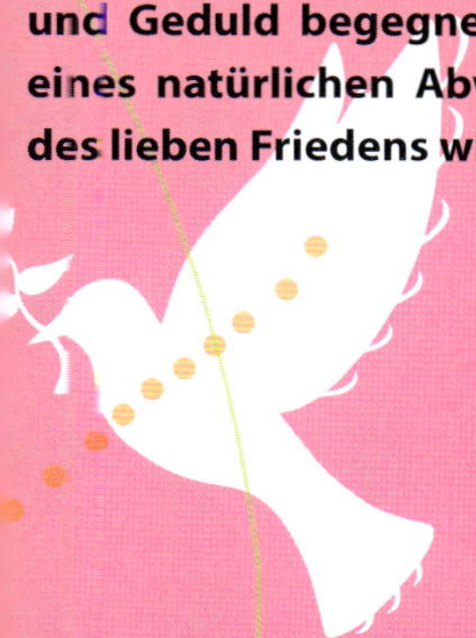

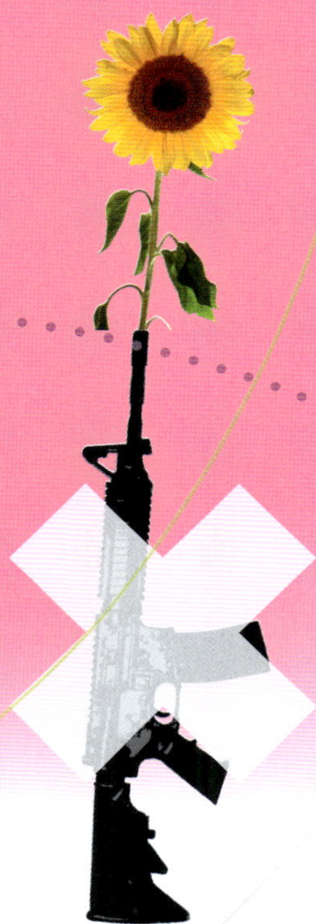

Ohne Aggression kann niemand leben.

✖ **Aggression gilt im Allgemeinen als unerwünschtes Verhalten,** weil mit diesem zutiefst menschlichen Antrieb Feindseligkeit verbunden wird. Leider kann feindseliges Verhalten auch bei einem Menschen mit Demenz nicht ausgeschlossen werden, eher das Gegenteil ist der Fall. Fühlt er sich missverstanden, vorgeführt oder bedroht, kann er ohne vernunftgesteuerte Hemmungen sofort zum Angriff übergehen.

✖ **Aggression hat durchaus auch positive Seiten,** denn sie schafft die wesentlichen Voraussetzungen für die Selbstbehauptung eines Menschen. Sie dient der Abwehr von Angriffen und dem Erhalt des eigenen Willens. Sobald einem Menschen ein anderer zu nahe kommt, klingeln die Alarmglocken. Würde ein anderer den Stuhl, auf dem man sitzt, verrücken, ließe man sich das kaum gefallen. Und ein unerlaubter Griff in die Brieftasche hätte zumindest eine Drohung zur Folge.

✖ **Derartigen Übergriffen** fühlen sich Menschen mit Demenz tagtäglich ausgesetzt. Man nimmt ihre Sachen oder sagt ihnen, was sie zu tun haben. Natürlich geschieht das meist in guter Absicht. Aber der Mensch mit Demenz kann nicht immer erkennen, ob das Verhalten ihm gegenüber feindselig oder wohlwollend gemeint ist.

✖ **Kommt man ihm zu nahe,** um ihn liebevoll zu begrüßen, wehrt er die Nähe oft verbal oder auch handgreiflich ab. Man zieht ihn aus, weil er sich auf der Toilette alleine nicht mehr zurechtfindet, und er wird ungehalten, wütend oder zieht trotzig seine Kleidung wieder hoch. Man putzt ihm die Zähne und er beißt zu. Man steht ihm im Wege und er schubst einen zur Seite. Man nimmt ihm einen gefährlichen Gegenstand aus der Hand und er beginnt zu schlagen.

✖ Wenn Menschen mit Demenz „böse" sind und andere beschimpfen, anschreien, bedrohen oder schlagen, muss das in aller Regel **als Abwehrverhalten gesehen werden.** Es wird meistens durch eine zu schnelle, zu unachtsame, zu bestimmende Vorgehensweise ausgelöst. Dabei verhält sich derjenige genauso, wie er es auch früher bei Angriffen oder Überforderungen getan hätte. Der Mensch bleibt also seinen Bewältigungsstrategien treu, sprich, er braust abwehrend auf oder er zieht sich in die Defensive zurück. Neu ist dabei nur, dass er seine Strategien nicht mehr reflektiert einsetzen kann.

✖ Stellen Sie sich vor, man fragt Sie, wann Goethe geboren wurde. Sie sagen, sie wüssten das nicht. **Man drängt Sie** aber trotzdem, endlich eine Antwort zu geben. Sie werden grantig oder verlegen und reagieren genau so, wie Sie es schon immer getan haben, wenn Sie sich bloßgestellt oder in die Enge getrieben fühlten. Um bei dem Beispiel zu bleiben: Für den Menschen mit Demenz kann die Frage, ob er seine Tabletten genommen hat, genauso bloßstellend sein wie die Frage nach dem Geburtsjahr von Goethe.

✖ Dummerweise haben einige Menschen, auch Menschen mit Demenz, die Eigenschaft, **ihre Abneigung gegen jeden und alles zu richten.** Nichts passt ihnen, nichts kann man ihnen recht machen. Ein Gegenstand steht nicht an seinem Platz, ein Bild hängt schief, ein Mensch lacht zu laut, ein Insekt nervt. Nicht zu vergessen Schmerzen, die immer einen Anlass zum Klagen liefern, seien es auch nur Wehwehchen. Mit Menschen, die allem stets etwas Negatives abgewinnen, war und wird es niemals einfach sein.

✖ **Aggressives Verhalten kann auch durch Trugwahrnehmungen ausgelöst werden.** Stellen Sie sich vor, Sie sitzen in der Badewanne und das Wasser steigt und steigt. Zumindest haben Sie den Eindruck, das Wasser steht Ihnen inzwischen im wahrsten Sinne des Wortes bis zum Halse. Sie werden die Wanne panisch verlassen wollen und sich gegen jeden wehren, der Sie in der Wanne zurückhalten will. Oder man will Sie im Bett in eine andere Position drehen und Sie können nicht erkennen, ob Sie dabei eventuell aus dem Bett fallen. Also würden Sie, genauso wie der Mensch mit Demenz, nach den Händen greifen, die diese Unsicherheit verursachen, und versuchen, die Hände an ihrem Tun zu hindern. Käme es hart auf hart, würden Sie sogar kneifen und schlagen, sofern der Helfer nicht locker ließe.

✖ Es kann auch vorkommen, dass aggressives Verhalten **völlig außer Kontrolle gerät.** Dann lässt es sich nur durch Medikamente eindämmen, über deren Art und Dosierung ausschließlich ein verantwortungsvoller Facharzt entscheiden sollte.

Doch bevor es soweit kommt, lautet die allererste Regel: **Vermeiden Sie alles, was aggressives Verhalten auslöst.**

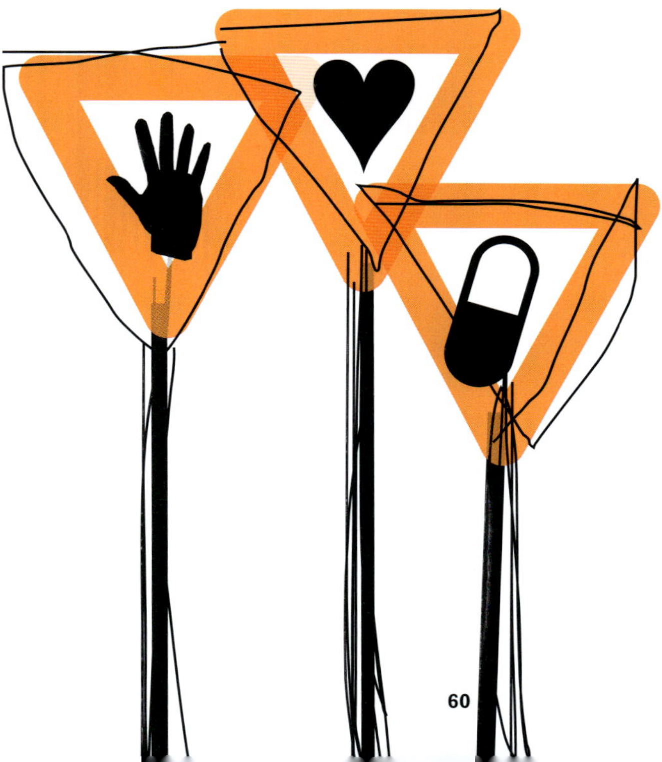

Hallo, Frau Nachbarin, hau endlich ab!

Über zwanzig Jahre hatten sie Tür an Tür gewohnt, Frau Klein und Frau Hoffmann. Freundlich und respektvoll waren sie immer miteinander umgegangen, dagegen von einem engen freundschaftlichen Verhältnis zu sprechen, wäre sicherlich übertrieben. Man war halt im Notfall immer füreinander da, ohne dass die eine der anderen permanent in den Kochtopf schaute.

Während Frau Hoffmann alles daran setzte, fit und aktiv zu bleiben, sich im Verein engagierte und viel unternahm, igelte sich Frau Klein mehr und mehr ein. Ein fehlender Partner und eine, bis auf ihre Tochter Monika, weit weg wohnende Verwandtschaft taten ein Übriges, um ihre Isolation zu beschleunigen. Sie kränkelte, haderte mit ihrer Diabetes, hatte von Woche zu Woche immer neue Wehwehchen und obendrein ließ es dann leider auch im Kopf mehr und mehr nach.

Natürlich registrierte das auch ihre Tochter Monika, die aber zunächst versuchte, den Tatbestand so weit wie möglich zu verdrängen. Na gut, das Brot landete mal in der Besenkammer, die Pellkartoffeln im Bett oder die Zahncremetube neben dem Ameisenstreu auf dem Balkon – konnte ja passieren, kleine Ausrutscher eben.

Bis es dann eines Tages richtig ernst wurde, als Frau Klein das erste Mal mit einer Überdosis wild kombinierter Tabletten in der Notaufnahme des Städtischen Klinikums landete. Das erste, aber auch leider nicht das letzte Mal. Daran konnte auch ein zwischendurch eingeschalteter Pflegedienst nichts ändern, denn der überwachte zwar die Tabletteneinnahme regelmäßig, Frau Klein hatte aber offenbar für Notfälle einen größeren Tablettenvorrat gebunkert. Und keiner wusste, wo.

Also stand nach einigen Wochen fest, nachdem Frau Klein obendrein auch noch gefallen war und sich schmerzhafte Prellungen im Brustbereich zugezogen hatte: Sie braucht permanente Betreuung. Die Rücksprache mit dem Hausarzt und ein Termin mit der städtischen Sozialberatung brachten zusätzliche Gewissheit, dass ein Platz im Pflegeheim für Frau Klein wohl das Beste sei. Anfangs noch guter Dinge, schnell etwas Entsprechendes zu finden, wurde ihre Tochter Monika zunehmend pessimistischer. Entweder, es war nichts frei, oder die finanziellen Forderungen waren so heftig, dass es trotz guter Rente und möglicher Bezuschussung untragbar war. Doch dann hatte sie, wie sagt man so schön, Glück im Unglück. Ein Heim meldete sich und informierte sie, dass plötzlich jemand verstorben sei. Monika fand das Ganze zwar irgendwie makaber, aber was blieb ihr anderes übrig? Also sah sie sich das frei gewordene Zimmer an. Es war geräumig, hatte eine hübsche Aussicht und sogar einen kleinen Balkon. Außerdem stimmten die Rahmenbedingungen, alles ging voll und ganz in Ordnung.

In den Folgemonaten lebte sich Frau Klein relativ gut ein. Sie nahm an den Mahlzeiten teil, wusch sich und fand auch alleine zur Toilette. Allerdings wurde ihr Verhalten zunehmend seltsamer und ließ immer mehr zu wünschen übrig. Auf dem Klo ging öfter mal was daneben, sie wusch sich zwar die Hände, vergaß aber den Rest, und bei den Mahlzeiten verteilte sie ihr Essen schon mal auf den Tellern der Tischnachbarn. Und wehe, jemand wollte ihr helfen oder sie korrigieren: Der bekam ihren Unmut mit voller Wucht zu spüren.

Natürlich wollte auch die Ex-Nachbarin wissen, wie es um sie stand, und telefonierte regelmäßig mit Tochter Monika. Frau Hoffmann kannte Monika von Kindesbeinen an und sie hatten sich immer gut verstanden. Demzufolge hielt Monika Frau Hoffmann auch gerne auf dem Laufenden, ließ aber immer wieder durchblicken, dass ihre Mutter vor allem in punkto Verstand mehr und mehr abbaute. „Na, so schlimm wird es ja wohl auch nicht sein", entgegnete Frau Hoffmann und bestand darauf, ihre Nachbarin nach der inzwischen langen Zeit endlich mal besuchen zu dürfen. Also machten die beiden einen Termin aus, Monika holte Frau Hoffmann ab und sie fuhren zum Heim.

Leider hatten sie sich ein bisschen verspätet und so öffnete auch niemand, als Monika an die Zimmertür ihrer Mutter klopfte. Ein vorbeikommender Pfleger gab ihnen einen Tipp: „Hallo, die Damen, nur falls Sie sie suchen: Frau Klein, die ist schon im Speiseraum!" Nach einer kurzen Führung durchs Zimmer, welches Frau Hoffmann übrigens erstaunlich hübsch fand, machten sie sich in Richtung Speiseraum auf den Weg.

„Na, dann wollen wir mal", Monika atmete tief durch und die beiden betraten den Raum. Frau Hoffmann war angenehm überraschte, als sie ihre

Ex-Nachbarin erblickte. Na gut, ein bisschen älter war sie geworden, das war sie selber ja schließlich auch, aber körperlich schien sie doch recht gut dabei zu sein. Entsprechend erfreut und beinah euphorisch fiel ihre Begrüßung aus. „Hallo, Frau Nachbarin, schön, Sie zu sehen!" sagte Frau Hoffmann mit aufrichtiger Herzlichkeit.

Was folgte, war leider keinerlei Reaktion. Frau Hoffmann nahm einen zweiten Anlauf: „Und, Frau Nachbarin, na, wie geht es uns denn so?" Statt die Begrüßung zu erwidern, begann Frau Klein damit, eine Serviette langsam mit Kräuterquark zu bestreichen. Frau Hoffmann reagierte sichtlich irritiert und Monika wirkte dem Ganzen gegenüber irgendwie recht hilflos. „Aber, Mutti, was machst du denn da?" Die wortlose Antwort? Frau Klein klappte die Serviette zusammen und begann damit, sie auszulutschen. „Aber, Mutti, so was macht man doch nicht!" Monika unternahm einen Versuch, ihrer Mutter die Serviette wegzunehmen, worauf Messer, Quark und Serviette in hohem Bogen auf dem Boden landeten. „Na ja, … ist ja vielleicht auch ein bisschen die Aufregung", sagte Frau Hoffmann und wusste im gleichen Augenblick, dass sie da dummes Zeug erzählte.
Aber irgendwie galt es halt, die Situation in den Griff zu bekommen. Eine Pflegerin, die im Groben mitbekommen hatte, was abgelaufen war, machte einen Vorschlag zur Güte: „Nehmen Sie doch erstmal einen Moment Platz", sagte sie, „wie wär´s mit einem Kaffee?" Und an Frau Klein gewandt, „und unsere Frau Klein, die Frau Klein, die bekommt zur Feier des Tages ein schönes großes Stück S c h o k o l a d e n k u c h e n ! !"

Das Wort „Schokoladenkuchen" hatte offenbar eine magische Wirkung auf Frau Klein, denn ein Lächeln huschte über ihr Gesicht. Was die Besucherinnen sichtlich erleichterte. Es folgten nichtssagende Kommentare wie etwa: „Scheint ihr ja wirklich zu schmecken!" „Das sieht aber lecker aus!" oder auch: „War ja schon immer eine Süße!" Frau Klein interessierte das alles herzlich wenig, schließlich war sie voll und ganz mit ihrem heißgeliebten Schokoladenkuchen beschäftigt. Allerdings gesellte sich mit zunehmendem Sättigungsgrad auch ein gewisser Überdruss hinzu. Und so begann Frau Klein mehr und mehr damit, den restlichen Kuchen zu zermantschen, mit der Gabel zu zerfleddern und mit den Fingern zu zerbröseln.

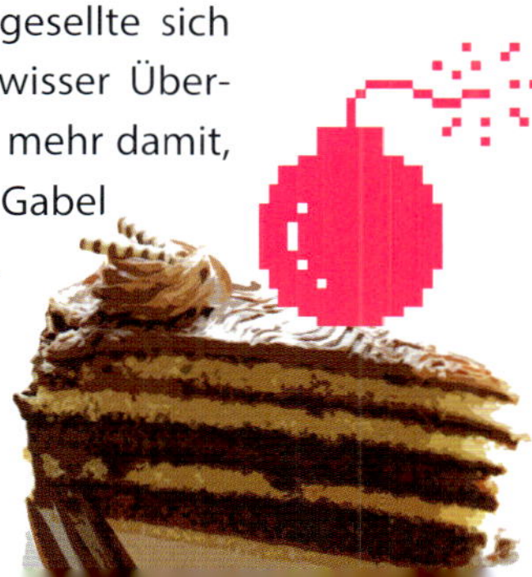

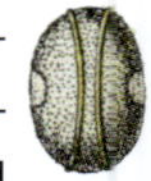

Monika konnte sich einfach nicht an das eigentümliche Verhalten ihrer Mutter gewöhnen. „Mutti, was machst du denn da?“ tadelte sie ihre Mutter. Die Reaktion darauf? Frau Klein holte tief Luft und pustete beherzt einige Krümel in Richtung ihrer Ex-Nachbarin. „Mutti, bitte, hör auf damit, bitte!“ Die Antwort war eine zweite Ladung Krümel. Monika war außer sich. Ihre Mutter leider auch. „Hau ab, du willst doch nur spionieren!“ fuhr sie ihre ehemalige Nachbarin lautstark an. Die war inzwischen aufgestanden, hatte sich die Krümel von Rock und Bluse gewischt und sagte beschwichtigend „Tja, dann, … nun haben wir uns ja endlich mal wieder gesehen, … ich glaube, es ist wohl besser, wenn wir jetzt …“ „Ja“, ergänzte Monika, „… wenn wir jetzt gehen.“ Sie war fix und fertig mit den Nerven. Zum Abschied warfen die beiden Besucherinnen Frau Klein noch ein paar Handküsschen zu, die diese sogar andeutungsweise erwiderte. Jedenfalls kam es den beiden Frauen so vor. Vielleicht war aber auch nur der Wunsch Vater des Gedankens.

Auf dem Rückweg fing Monika plötzlich zu weinen an. Auch Frau Hoffmann musste schlucken. Sehr schwer zu verdauen, was die beiden da gerade erlebt hatten. „Wissen Sie, was das Schlimmste ist?“ sagte Monika, als sie die Nachbarin wieder zu Hause absetzte und zum Abschied beherzt in den Arm nahm.

Frau Hoffmann nickte und sagte leise: „Ja, ich weiß, es wird wohl nicht mehr besser werden, leider!!“ Genau so war es. **Die einzige Chance bestand realistisch betrachtet darin, das Beste aus dem zu machen, was noch kommen würde.** Eine bittere Wahrheit. Aber manchmal im Leben ist das eben so – leider.

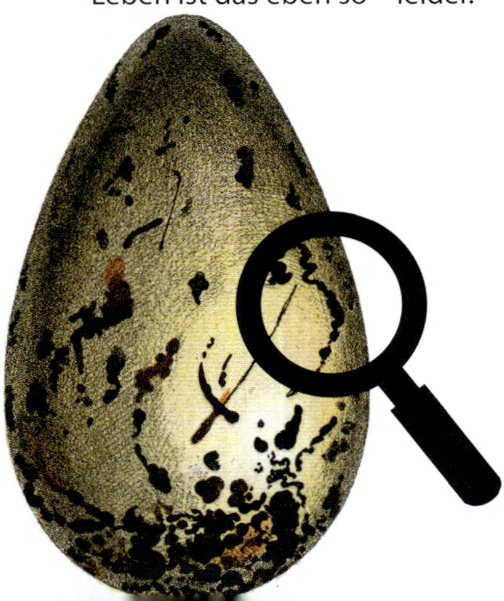

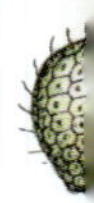

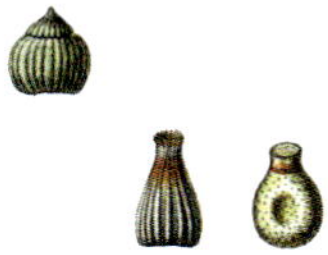

Muss Eier suchen im Kuchen...

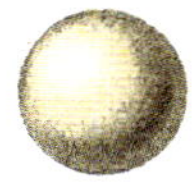

Muss Eier suchen im Kuchen,
muss immer Eier suchen im Kuchen.
Muss zerbröseln, zerdrücken, zerpflücken,
muss entdecken, schmecken, lecken,
muss Eier suchen im Kuchen.

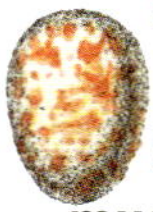

Muss Eier suchen im Kuchen,
muss immer Eier suchen im Kuchen.
Kann nichts entdecken, wo sie wohl stecken?
Keine Eier im Kuchen? Muss weiter suchen,
Pustekuchen, muss sie suchen,
backe, backe, Pustekuchen,
muss immer Eier suchen im Kuchen.

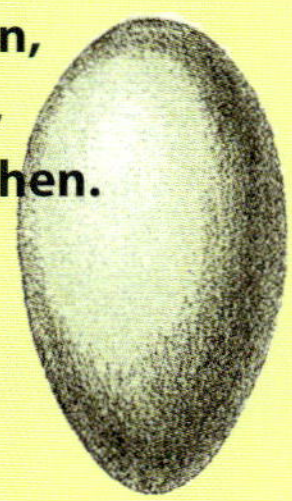

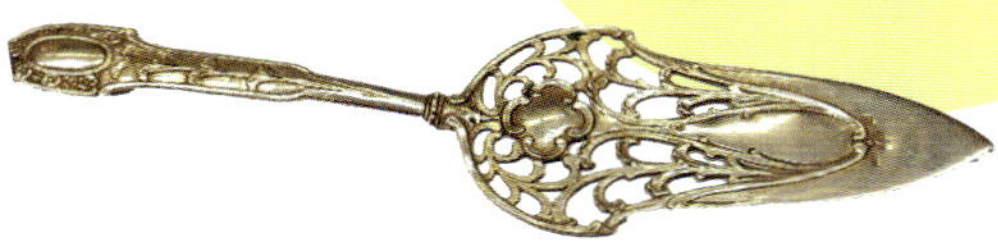

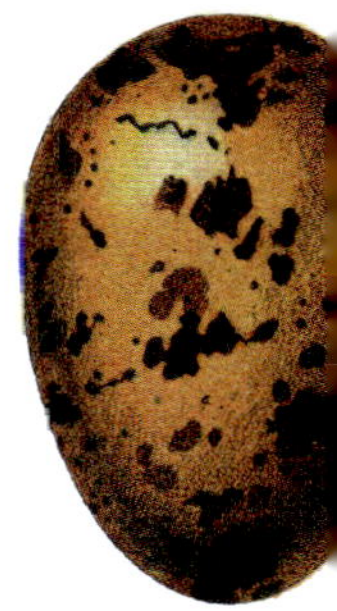

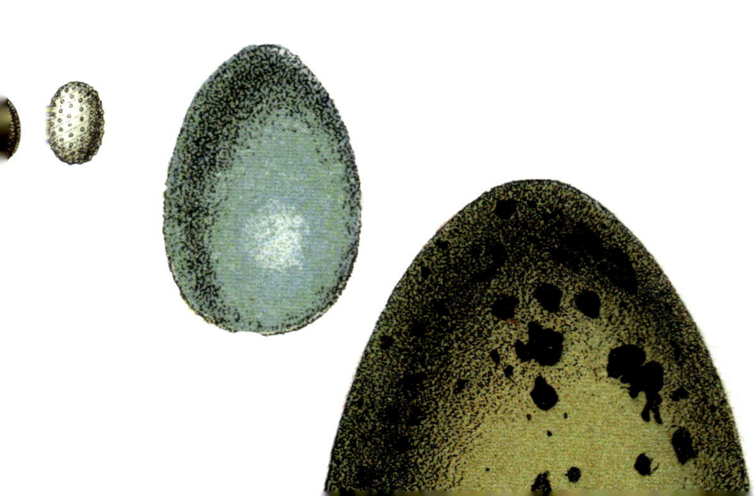

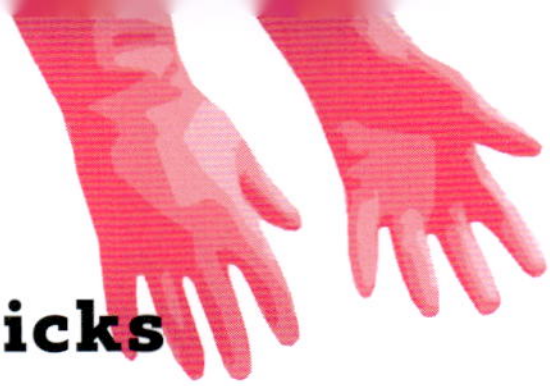

Tipps und Tricks

✖ **Nähern Sie sich einem Menschen mit Demenz stets bedächtig und behutsam.** Bieten Sie sich an und warten Sie ab, ob Sie willkommen sind. Wir in Normalien sind es gewohnt, dass der Überlegene den Unterlegenen begrüßt und ihm die Hand reicht. So verhält es sich übrigens auch in der vorausgegangenen Geschichte: Weil Frau Hoffmann ihrer Ex-Nachbarin Frau Klein inzwischen geistig überlegen ist, leitet sie daraus auch schlicht und ergreifend das Recht ab, das Begrüßungsritual eröffnen zu dürfen.

Es geht also, wie so oft im Leben, schon in kleinen Dingen um die Machtfrage. Halten Sie sich bei Begegnungen in Anderland zurück. Überlassen Sie das Agieren den Menschen mit Demenz. Das ist der erste wichtige Schritt für eine Begegnung auf Augenhöhe.

✖ Oft reicht es bei einem Besuch, **dem Menschen freundlich die eigene Hand hinzuhalten,** ohne die Hand des Gegenübers zu ergreifen. Das löst bei Menschen mit Demenz einen Automatismus aus: Er ergreift die Hand des Besuchers. Er ist also nicht der Passive, dem etwas abverlangt wird, sondern der aktiv Handelnde.

✖ Nehmen Sie **Gegenstände**, mit denen sich ein Mensch mit Demenz gerade beschäftigt, nicht einfach weg. Sorgen Sie lieber dafür, dass er nur Dinge erreicht, mit denen er keinen Schaden anrichten kann.

✖ Bei unserer Geschichte mit den beiden Nachbarinnen ist es so, dass sich Frau Hoffmann und Frau Klein **in völlig unterschiedlichen Realitäten** befinden. Während Frau Hoffmann bemüht ist, ihre Nachbarin möglichst herzlich zu begrüßen, beschäftigt sich Frau Klein offensichtlich gerade intensiv mit der Zubereitung einer imaginären Speise. Bei dieser für sie bedeutsamen Handlung wird sie plötzlich von einer wildfremden Besucherin gestört, der sie ohnehin misstraut. Frau Hoffmann ahnt noch nichts Böses, sie meint es ja gut und hakt nach. Die Reaktion? Frau Klein ist genervt, fühlt sich überrumpelt und in die Enge getrieben – sie wird aggressiv. Aggressionen erfolgen also nicht grundlos. Sie werden durch unterschiedliches Wahrnehmen und Erleben und dem Bestehen auf der Richtigkeit der eigenen Wahrnehmung und des eigenen Erlebens hervorgerufen.

✖ Suchen Sie bei abwehrendem und feindseligem Verhalten zuerst **die Ursache bei sich selbst** und fragen Sie sich: Habe ich unbewusst provoziert? Störe ich vielleicht? Oder habe ich etwas übersehen?

Seien Sie ruhig auch mal mutig und probieren Sie eine andere Vorgehensweise aus. Sollte Ihnen dann, menschlich verständlich, irgendwann der Geduldsfaden reißen und sich Ihre Aggressivität entladen, dann kann man daran natürlich nichts mehr ändern. Deshalb der wohlgemeinte Rat: Versuchen Sie dem vorzubeugen, indem Sie sich lieber einmal mehr als einmal zu wenig in Geduld üben. Das ist überhaupt nicht einfach, aber sicherlich viel entspannender für alle Beteiligten.

✖ Die wichtigste Regel, sobald ein Mensch mit Demenz ein klares Abwehrverhalten an den Tag legt: **Bleiben Sie so gelassen wie möglich.** Auf keinen Fall sollte man dem eigenen Impuls nachgeben und Aggression mit aggressivem, aufgebrachtem Verhalten begegnen. Anders ausgedrückt: Niemals der Versuchung erliegen, Gleiches mit Gleichem zu vergelten.

✖ **Enge Verwandte der Betroffenen** tun sich mit deren Fehlverhalten oftmals weitaus schwerer als Freunde oder Bekannte. Wahrscheinlich, weil enge Verwandte auch eine intensivere emotionale Bindung haben und weil sie meist im Laufe der Reisebegleitung schon viel zu viel Energie verbraucht haben. Man opfert sich auf und fühlt sich am Ende selber wie ein Opfer.

✖ Deshalb braucht man, wie es so treffend heißt, am besten **einen engen Vertrauten.** Das ist jemand, der einen versteht und dem gegenüber man sich voll und ganz mit seinen Problemen öffnen kann. Hilfreich kann es auch sein, sich einer Gruppe von Menschen anzuschließen, die sich in ähnlichen Situationen befinden. Meistens reicht das aus, um wieder in Balance zu kommen und neue Kraft zu tanken. Die nächste Begegnung verläuft dann vielleicht etwas rücksichtsvoller und friedlicher. **Leider ohne Aus-**

sicht auf langfristigen Erfolg. Denn das Theater kann jederzeit wieder von vorne beginnen. Und es kann mit jedem neuen Akt durchaus auch noch schlimmer werden. Das ist nun mal so.

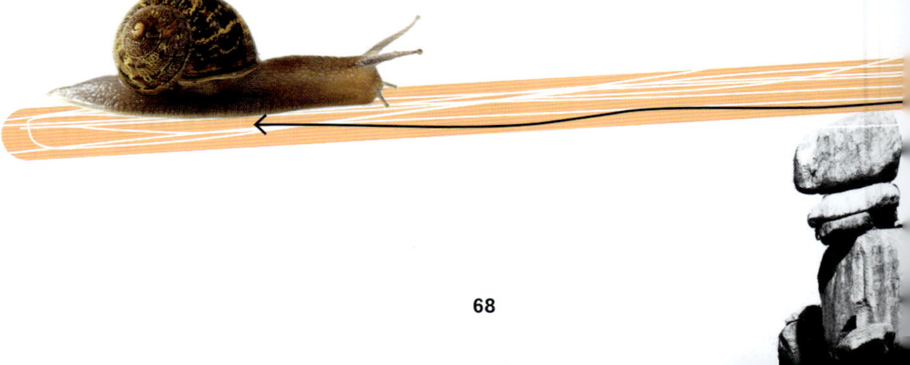

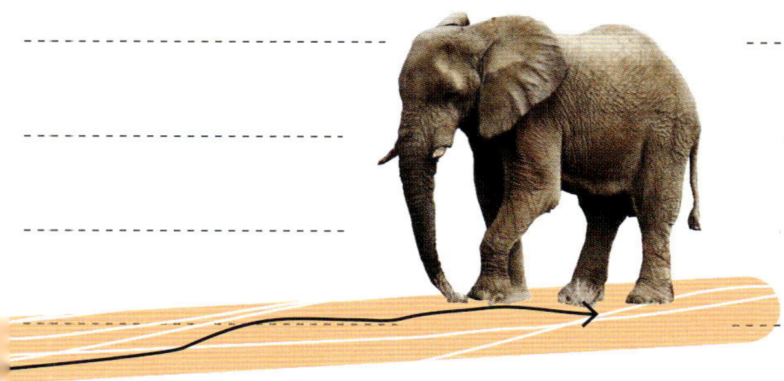

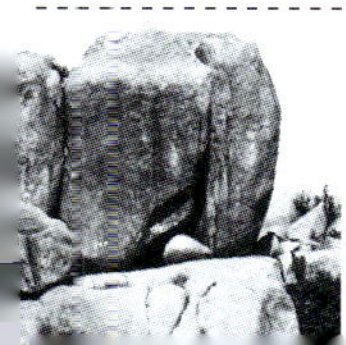

Anderland, das Land der verdrehten Tabus

Nichts für Zart-besaitete.

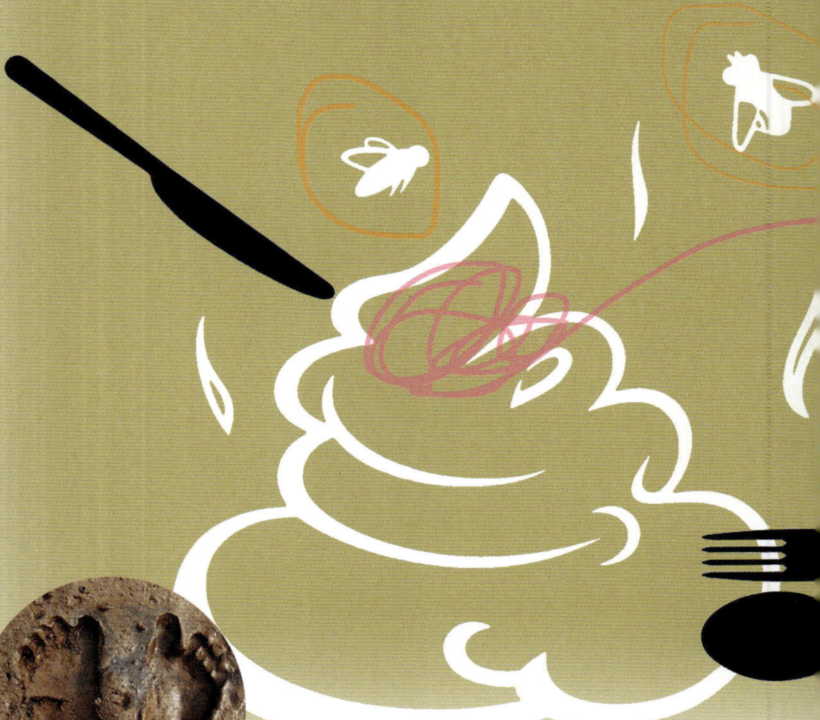

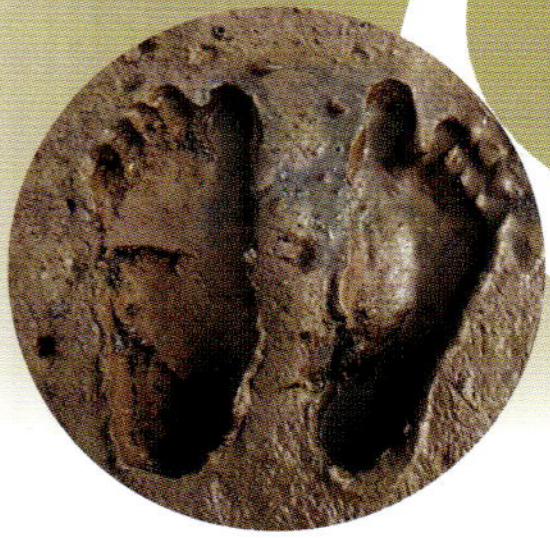

Auch Lustvolles ist in Anderland oft ganz anders, als man gemeinhin annehmen mag. Da kann selbst das Spiel mit den eigenen Exkrementen zur lustvollen Beschäftigung werden. Das ist nicht normal. Stimmt. Das ist ekelhaft. Auch das stimmt. Trotzdem sollte uns das nicht von einem Besuch in Anderland abhalten.

Natürlich wird uns dort viel Unangenehmes oder sogar Abschreckendes erwarten. Aber wir sollten diese Herausforderung beherzt annehmen, um wertvolle Erfahrungen zu sammeln und unsere Sicht der Dinge zu relativieren.

Das, was anwidert oder abstößt, ist nicht immer und überall gleich. Denn Abneigung ist eine Frage der Sichtweise unterschiedlicher Kulturen. So kann das, wovor wir uns in unserer westlichen Zivilisation ekeln, in anderen Regionen völlig normal sein. Ekel ist also subjektiv, manchmal irrational und in gewisser Weise auch eine Frage der Erziehung. Menschen mit Demenz haben diese und damit auch jede Hemmschwelle hinter sich gelassen.

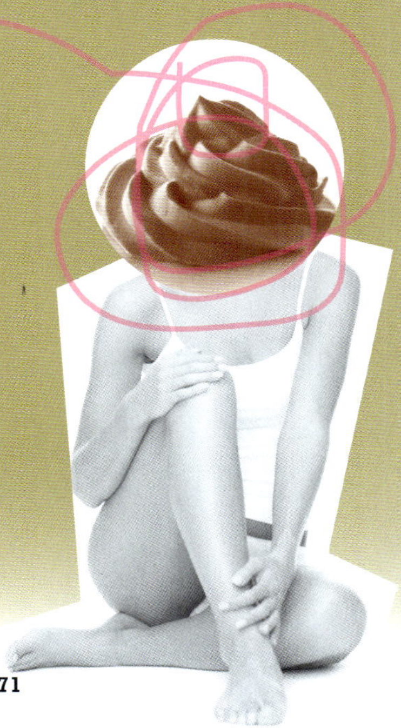

Ein Ausflug in die Tabuzone

✖ **Was in Normalien als ekelhaft empfunden wird, kann in Anderland im Nu zur Normalität werden.** Die Menschen mit Demenz lassen zum Beispiel ihren Urin einfach laufen und kümmern sich nicht um den Gestank. Oder sie formen aus ihrem Kot Kügelchen, die sie verschenken oder auch in den Mund nehmen. Damit wir uns nicht falsch verstehen: Es geht hier keineswegs darum, irgendwelche hygienischen Verfehlungen zu rechtfertigen oder gar schön zu reden. Nein, es geht einzig und allein darum, den Blickwinkel ein wenig zu weiten, um den Menschen toleranter zu begegnen.

✖ **Ausscheidungen sind in Anderland nicht immer Ausscheidungen.** Mal wird der Kot als solcher erkannt, mal wird er zum Beispiel für eine Hautcreme gehalten und auch entsprechend benutzt. So kann es passieren, dass ein Mensch in Anderland nachts wach wird und untenherum etwas entdeckt, was sich cremig anfühlt. Also ist es für ihn eine „Creme", die er auf seiner Haut verreibt. Oder er merkt, dass unten etwas ist, was da nicht hingehört. Also holt er es dort weg, um es in der Bettwäsche zu entsorgen.

Die Menschen in Anderland wechseln auch innerhalb kürzester Zeit die Perspektive. Was öfter mal der Fall ist. Dann wird der Stuhlgang tatsächlich als Kot wahrgenommen und im nächsten Moment als Fango-Packung. Der Wechsel kann so rasch hin und her springen, dass man es nicht immer mitbekommt.

✖ **Als Besucher aus Normalien wird man sich an solche Eigenarten schlecht gewöhnen können.** Sie sind und bleiben ekelhaft. Da kommt man nicht gegen an – und das ist gut so. Denn Ekel ist im Prinzip eine sehr clevere Einrichtung der Natur und eine durch und durch gesunde Angelegenheit. Er funktioniert wie ein Instinkt: Ekelt einen etwas an, so reagiert man mit Unwohlsein, Brechreiz, Schweißausbrüchen, der Körper schaltet automatisch auf Abwehr und Vermeidung. Das hat sich übrigens auch in den vielen Jahrtausenden unserer Evolution immer

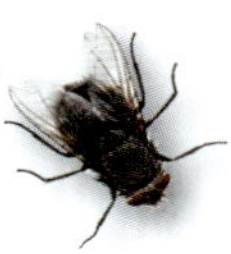

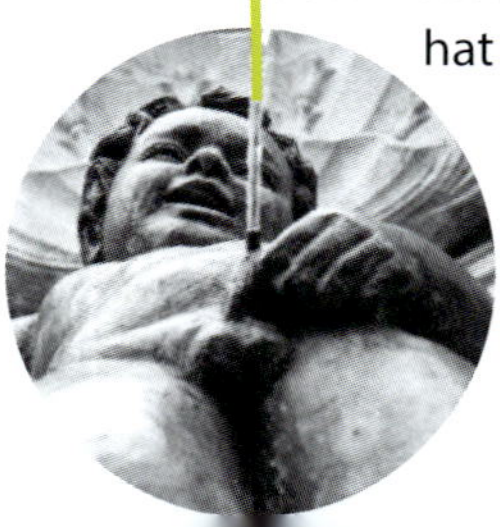

wieder bestens bei der Nahrungsauswahl bewährt. Ekel wird zum wirksamen Schutzmechanismus, der uns daran hindert, giftige Nahrungsmittel zu verzehren.

✖ **Allerdings ist Ekel auch ein subjektives Empfinden.** Der eine ekelt sich vor abgeschnittenen Nägeln im Waschbecken, der andere vor Gerüchen. Das geht den Menschen mit Demenz nicht anders. Auch sie empfinden Ekel, aber eben nicht immer bei ihren Ausscheidungen.

✖ **Niemand muss sich für seine Ekelgefühle schämen.** Wer an seine Grenzen stößt, sollte nicht krampfhaft versuchen, dagegen anzugehen. Es bringt nichts. Manchmal heißt es einfach: Augen zu und durch. Danach aber braucht jeder, der seinen Ekel unterdrückt hat, Zeit, um sich zu erholen und wieder in Balance zu kommen.

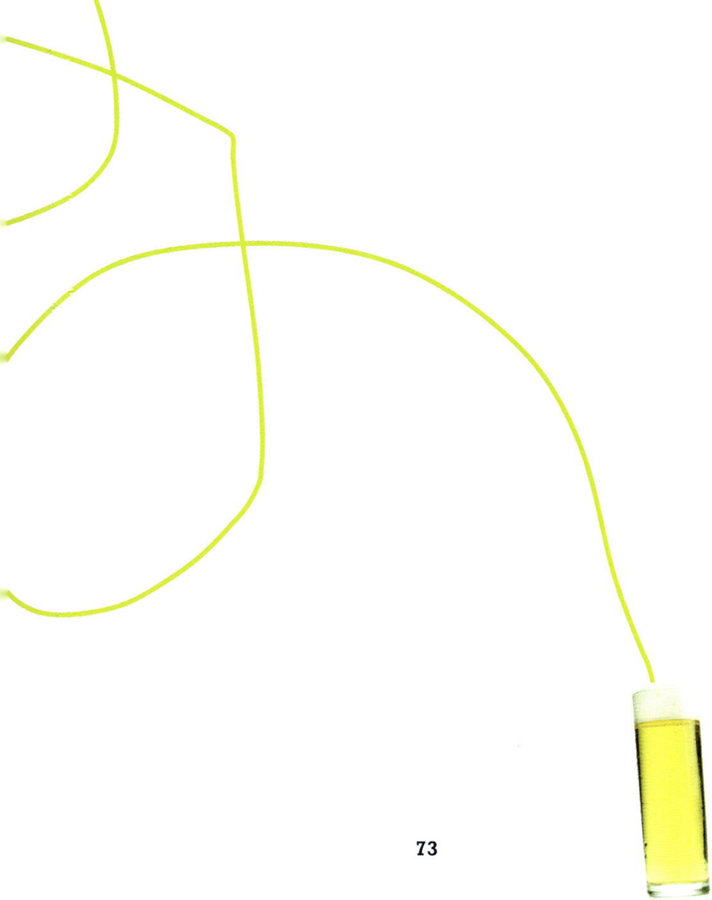

Wenn Fango den Ton angibt, kann ein Tango dahinter stecken.

Zugegeben: Das klingt zunächst recht rätselhaft. Doch verständlich wird die Angelegenheit mit Sicherheit, wenn wir Petra und ihre sechsjährige Tochter Nina bei einem Besuch ins Seniorenheim begleiten. Petra, das ist die Enkelin von Fräulein Clara und Fräulein Clara demzufolge die Uroma von Nina.

Wie immer erledigte Petra beim Betreten des Heimes an der Rezeption einige Formalitäten, checkte Rechnungen und sichtete eingegangene Post. Und wie immer fand Nina das Ganze blöd und langweilig und hüpfte erwartungsvoll von einem Bein aufs andere. „Du, Mami…" „Ja!?!" „…dauert das noch lange?" „Na ja", gab Petra zurück, während sie weiter die Post durchschaute, „einen Moment brauch ich schon noch." „Na dann…", verkündete Nina entschlossen, „…dann geh ich Uromi schon mal besuchen!" „Kannst es mal wieder kaum erwarten", Petra lächelte, „na gut, dann mal los, du weißt ja, wo das ist, ich komm gleich nach."

Das ließ sich Nina natürlich nicht zweimal sagen und flitzte auf der Stelle los. Doch es dauerte gar nicht lange und schon kam sie wieder zurück. „Mami, Mami!" „Hey, da bist du ja schon wieder ?!?" Erstaunt fragte Petra nach: „Was ist denn los?" „Mami, Mami", Nina holte tief Luft und platzte aufgeregt mit der unerwarteten Neuigkeit heraus, „stell dir vor, die Uromi, die Uromi stinkt!!" Betretenes Schweigen im Raum. Petra wäre am liebsten im Boden versunken. „Niiina! So etwas sagt man aber nicht!" „Doch", fuhr Nina unbeirrt fort, „weil es nämlich stimmt. Uromi stinkt ganz schlimm…komm, ich zeig´s dir!!"

Beißender Geruch erfüllte die Luft, als die beiden kurz darauf den Raum von Fräulein Clara betraten. Natürlich reagierte Petra alles andere als begeistert, als sie ihre Oma so vorfand. Was war geschehen? Fräulein Clara hatte sich ihres Rockes entledigt, saß da nur mit Schlüpfer und Oberteil bekleidet und hatte sich die Beine sorgfältig mit einer undefinierbaren Masse eingeschmiert. Petra schwante schon, um was es sich bei der Masse handelte und konnte sich deshalb auch einen etwas harscheren Tonfall nicht verkneifen. „Oma!! Was machst du

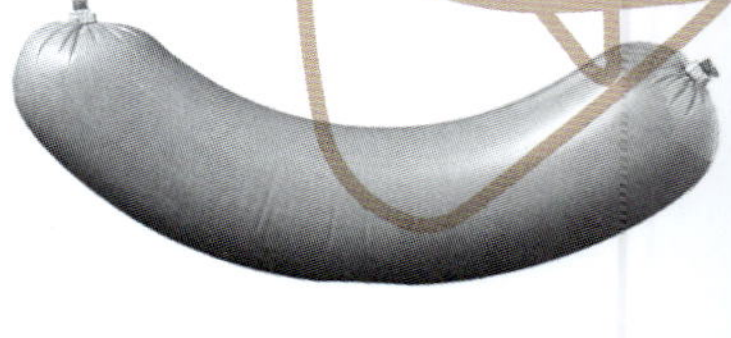

denn da?" Aber Fräulein Clara war sich offensichtlich überhaupt nicht irgendeiner Schuld bewusst. Im Gegenteil, sie wirkte sehr entspannt und dementsprechend fröhlich fiel auch ihr Verhalten aus. Ausgelassen schnipste sie mit den Fingern und rutschte dabei rhythmisch auf ihrem Sessel hin und her. „Fango, Fango, Tango…"

Petra war zunächst sprachlos, ganz im Gegensatz zu Nina. „Uromi stinkt zwar, aber Uromi ist auch immer sooo lustig…", kicherte sie. Eine Reaktion, die Fräulein Clara ermunterte, noch einen Zahn zuzulegen. „Fango, Tango", wiederholte sie, „Fango, Tango, olé, olé!!" Dann streckte sie alle viere von sich und schloss mit einem beinah theatralisch vorgetragenen „Schööön!!" Schön? Petra überlegte. Was verbarg sich hinter diesem „Schööön?" So langsam dämmerte es ihr. In der Tat hatte ihre Oma schon immer großen Wert auf Schönes gelegt, erst recht auf gepflegte Beine. Denn eine leidenschaftliche Tänzerin war sie gewesen, das belegten nicht zuletzt die vielen, vielen Fotos, die zum Teil sorgfältig gerahmt auf der Anrichte standen. Das war es also! Petra wurde klar: Ihre Oma hatte eigentlich nichts weiter getan, als ein bisschen Schönheitspflege für ihre Beine zu betreiben. Und was benötigt sie dafür? Fango! Also hatte sie, verwirrt, wie sie nun mal leider zunehmend war, beherzt ins Klo gegriffen. Denn für sie war das in dem Augenblick genau das, was sie brauchte: Fango. Verrückt, aber irgendwie auch plausibel. Petra erschauderte bei der Vorstellung der Aktion. Aber konnte sie ihrer Oma deshalb Vorwürfe machen? Schließlich hatte sie sich aus ihrer Sicht einfach etwas Gutes getan und fühlte sich sichtlich wohl dabei. Nein, Vorwürfe wären hier sicherlich völlig fehl am Platze gewesen. Verständnisvoll und mit einem verzeihenden Lächeln streichelte sie der alten Dame über den Kopf, als es an der Tür klopfte.

Marcel, ein netter junger Mann aus dem Pflegeteam, erschien auf der Bildfläche. Anscheinend war er von seinen Kollegen über den Vorgang informiert worden. Verlegen sah ihn Petra an und zuckte mit den Schultern. „Ojee, ich seh schon", Marcel hatte den Ernst der Lage sofort erfasst, „na, Fräulein Clara, haben wir mal wieder etwas für unsere Schönheit getan?" Sofort hakte Petra nach „Macht sie das etwa öfter?" „Öfter?" Marcel schüttelte den Kopf: „Öfter? Nein, aber letzte Woche, da ist es halt schon einmal passiert, nicht wahr, Fräulein Clara…" Fräulein Clara schaute kurz fragend ins Leere, dann hellte sich ihre Mine auf und sie quittierte seine Anfrage mit einem erneuten „Tango, Fango, Tango, Fango!"

Marcel nickte lächelnd und wandte sich dann an Petra. „Wissen Sie was? Am besten, Sie gehen mit Ihrer Tochter schon mal runter in die Cafeteria und die Nina", er strubbelte der Kleinen durchs Haar, „und die Nina, die bekommt ein leckeres Eis. In der Zwischenzeit bringen wir das hier mal kurz in Ordnung und kommen dann nach." Ein Vorschlag, für den Nina sofort Feuer und Flamme war: „Meinst du, Herr Marcel, die haben da auch Himbeereis?" „Bestimmt!", sagte Marcel. „Echt?" „Echt!" „Super! Na dann bis gleich Uromi!!"

Noch während Nina sich gerade genüsslich mit dem zweiten Bällchen Himbeereis beschäftigte, tauchten auch Marcel und Fräulein Clara in der Cafeteria auf. Er hatte sie untergehakt und geleitete sie an den Tisch. „So, meine Damen, hier bringe ich Ihnen die berühmte Ballerina Fräulein Clara, frisch geduscht und sorgfältig eingecremt!" Natürlich war Petra sichtlich erleichtert: „Jetzt müssen Sie aber einen Kaffee mit uns trinken!" Marcel zögerte und schaute auf die Uhr, „besser nicht, heute ist nämlich wieder eine Menge los..." „Ach, kommen Sie", ermunterte ihn Petra, „dann wenigstens auf einen schnellen Espresso!" „Na, gut, aber wirklich nicht lange..." In der Tat, denn schon kurz darauf erschien eine Kollegin des Pflegers am Tisch. „Sorry, Marcel, ich störe ja nur ungern, aber Zimmer 107, da hat jemand mal wieder den Schrank mit der Toilette verwechselt." „Ojee!", Marcel seufzte und nahm schnell noch den letzten Schluck Espresso, „dann wollen wir mal wieder. Ist halt der Job. Außerdem: Wer weiß schon, was aus uns mal wird." „Da haben Sie recht", pflichtete ihm Petra bei und reichte Marcel zum Abschied die Hand, „und haben Sie vielen, vielen Dank!!" „Kein Thema, wie gesagt, das ist der Job!" Sprachs und verschwand.

Die drei Frauen blieben noch eine ganz Weile in der Cafeteria sitzen und Nina bekam sogar noch einen dicken Nachschlag Himbeereis. Da kann man nur sagen: So eigentümlich dieser Besuch auch begonnen hatte, in jedem Fall nahm er irgendwie doch noch ein gutes Ende. Ja, man könnte es fast schon als ein kleines Happy End bezeichnen. So jedenfalls empfand es Petra.

„Und", fragte sie ihre Tochter, als sie später ins Auto stiegen, „hat es dir denn bei deiner Uroma gefallen?" „Klar", sagte Nina, „und das Eis, das war auch echt coool!“ Und mit ihrer naiven, entwaffnenden Ehrlichkeit fügte sie hinzu, **„nur das mit dem Tango Fango, das war echt Kacke!!“** „Niiina, jetzt ist es aber gut!“ maßregelte Petra ihre Tochter mit gespielter Strenge, konnte sich aber nicht lange ernst halten und beide prusteten lachend los.

Fango – ein Gefühl wie Tango

**Fango ist wie Tango gegen Falten,
bloß nicht schämen beim Cremen,
sondern reichlich nehmen.
Matscherei mit braunem Brei,
was ist schon dabei?
Lustvolles Spiel
mit dem Ziel:
Schönes schlankes Bein,
denn schlankes Bein muss sein
beim Fango Tango.
Ein Tänzchen auf dem Schwanensee,
olé, olé,
ein bisschen Spaß muss sein,
vor der Laterne, vor dem großen Tor,
denn mit 66 Jahren,
da fängt das Leben an.**

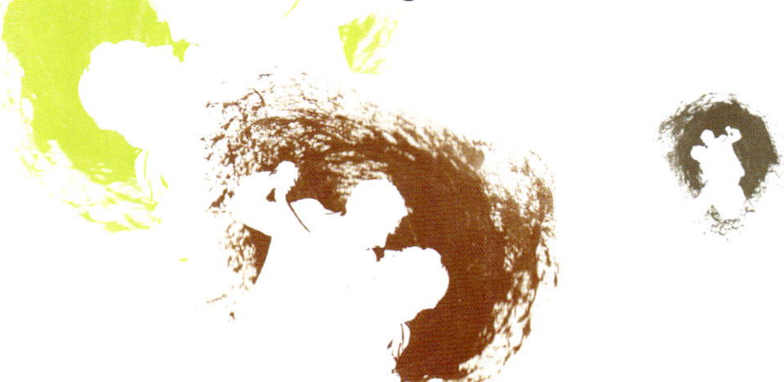

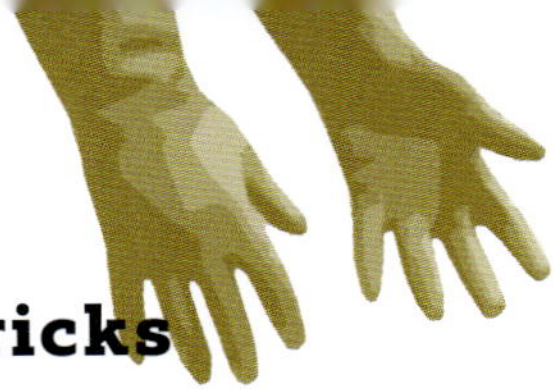

Tipps und Tricks

- Ausscheidungen gehören zum Leben. **Irgendwie muss alles raus, was reingegangen ist.** In Normalien wickelt man das mit den Ausscheidungen möglichst alleine und diskret ab, denn das Thema ist weitestgehend ein Tabu. Ganz anders in Anderland: Ausscheidungen werden nicht mehr unter Verschluss gehalten und bisweilen auch zweckentfremdet. Marcel, der Pfleger in der Geschichte, kennt sich damit aus und hat einen Weg gefunden, Fräulein Clara nicht zu düpieren. Allerdings ist es so, dass auch professionelle Pfleger den Geruch des einen oder anderen Menschen nicht immer riechen können.

- Wenn nicht, wie bei Marcel, die Ausscheidungen anderer zur täglichen Routine im Job gehören, wird sich jeder mit Fäkalien schwertun. Erst recht, wenn sie sich nicht dort befinden, wo sie hingehören. Das ist normal. Wer noch nie einen anderen Menschen nach dem Toilettengang gesäubert hat, wird sich beim ersten Mal überwinden müssen. Danach geht es meistens. Klar ist es zwar kein Vergnügen, aber mit ein **paar Vorkehrungen wird die Angelegenheit erträglich** und irgendwann zur Routine.

  Handschuhe, Schutzkittel und eventuell ein angenehmer Raumduft tun dabei sehr gute Dienste. Manchem hilft auch ein wenig Minzeöl unter der Nase oder das Kauen von Kaugummi.

- **Was soll man sagen, wenn es passiert ist?** Das kommt darauf an. Wenn ein Mensch mit Demenz erkennt, dass ihm mit seinen Ausscheidungen ein echtes Malheur passiert ist, dann wählt man am besten Aussagen, bei denen der Betroffene sein Gesicht wahren kann. Wie etwa „Mein Gott, dass einem so was passieren muss" oder auch „Da gibt man sich solche Mühe".

  Entsprechende Kommentare gelingen am besten, wenn man weiß, wie der Mensch früher auf für ihn unangenehme Situationen reagierte. Hat er niemals seine Fehler zugegeben, dann gilt die Faustregel: Reden ist Silber, Schweigen ist Gold. Das heißt, man sagt besser gar nichts und entfernt den Kot schnell und vor allem kommentarlos. Wenig tröstlich sind die oft verwendeten Aussagen: „Ist doch nicht schlimm." Doch, es ist schlimm! Da hilft auch kein Schönreden. Und ein lakonisches „Kann jedem mal passieren" banalisiert unnötig und suggeriert vom Gefühl her ein überhebliches „Mir aber nicht!"

✖ Bleibt die Frage, wie man reagieren soll, wenn die Menschen mit ihren **Ausscheidungen im öffentlichen Raum** gleichgültig umgehen. Die unkontrollierte Notdurft ist zunächst kein Grund, die Menschen aus dem öffentlichen Raum fernzuhalten. Meistens geht ja nur etwas in die Hose. Beim Stadtbummel, in Geschäften, in Restaurants, in Bus oder Bahn. Das ist nicht weiter schlimm. Aber der Geruch kann unerträglich werden und wenn es dann erstmal so richtig stinkt, entsteht eine ernsthafte Belastung und die Stimmung ist verdorben. Dann sollten Sie sich mit dem Verursacher zurückziehen, um ihn frisch zu machen. Leider fehlen für das Frischmachen im öffentlichen Bereich entsprechende Räume, wie sie als Wickelräume für Kleinkinder existieren. Sich für solche Räume einzusetzen wäre eine lohnende Aufgabe.

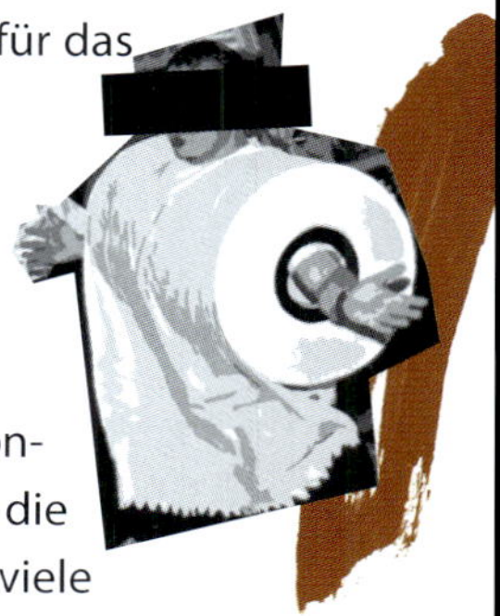

✖ Ausscheidungen passieren nicht nur untenherum, sondern auch oben aus dem Mund. Interessanterweise sind die Ausscheidungen wie Spucke, Erbrochenes und Schleim für viele Menschen schlechter zu ertragen als Kot und Urin. Offensichtlich gilt Unterleib sowieso als „Bäh-Bereich", wo man nichts anderes erwartet. **Der Mund ist dagegen der heilige Bereich, der Bereich der Reinheit.** Er dient zum Essen und Trinken, aber nicht zum Seibern und Sabbern. Babies wird da ab und an ein kleines Zugeständnis gemacht, aber ansonsten ist alles, was aus dem Mund kommt, besonders ekelerregend. Am allerheftigsten ist der Ekel, wenn ein Mensch mit Demenz mit seinem Kot spielt und ihn dabei in den Mund steckt. Für den Menschen mit Demenz ist das nicht gefährlich, aber es kostet denjenigen, der den Kot aus dem Mund entfernen muss, eine enorme Überwindung.

Anderland, das Land der Peinlichkeiten

Nicht immer salonfähig, aber immer authentisch.

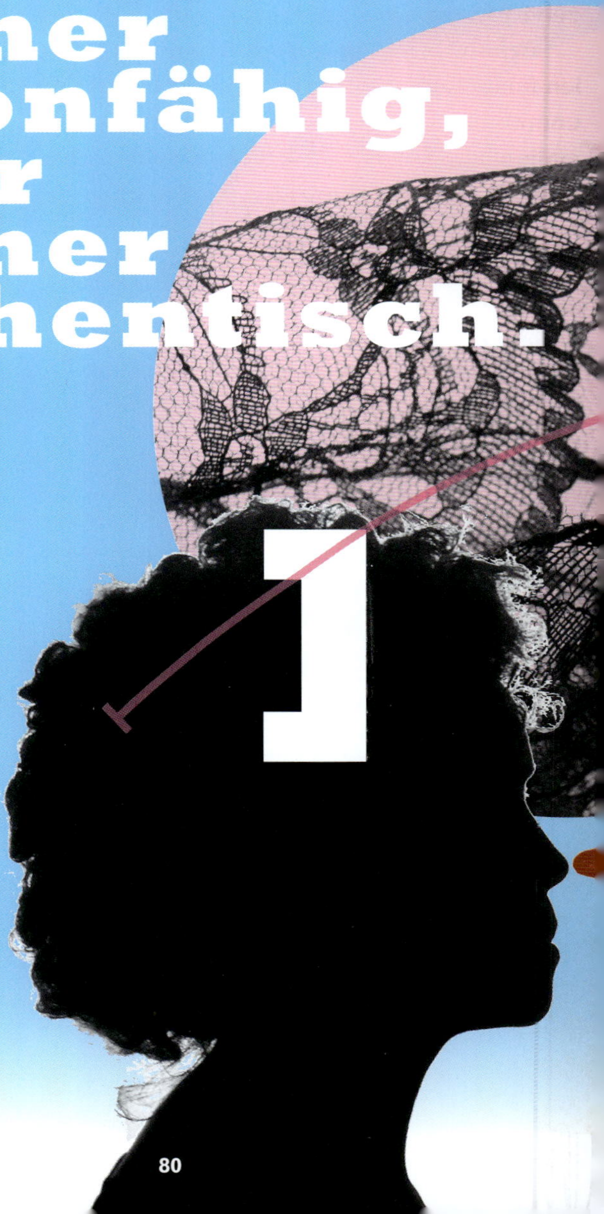

Was peinlich erscheint und was nicht, ist abhängig von oft über Jahrhunderte gewachsenen Normen und kulturellen Rahmensetzungen. Nicht selten sind diese auf dem Boden religiöser Vorgaben entstanden. Doch was passiert, wenn das Verständnis schwindet? Es entsteht ein Vakuum und damit auch ein neuer Freiraum. „Das tut man nicht" gehört fortan der Vergangenheit an.

Peinlichkeiten existieren in Anderland nicht mehr, Hemmschwellen fallen, gewagte Handlungen sind kein Tabu mehr. Alles ist ehrlich, unmittelbar und authentisch. Dessen sollte sich jeder, der noch in Normalien beheimatet ist und die dortigen Normen erfüllt, stets bewusst sein und entsprechend besonnen und tolerant auf Absonderlichkeiten reagieren.

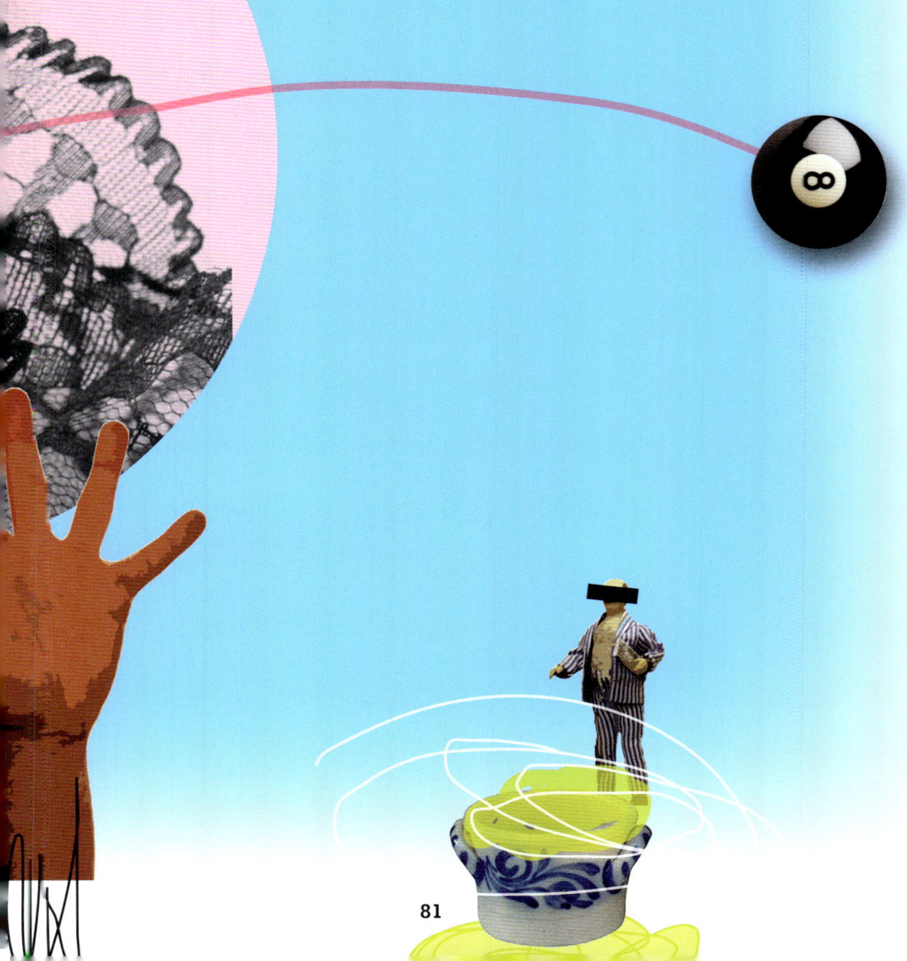

Kein Grund mehr, rot zu werden.

✖ Menschen mit Demenz halten sich nicht mehr an die **gängigen Vorstellungen von Etikette und zivilisiertem Benehmen**. Stattdessen leben sie das hemmungslos aus, wonach ihnen gerade der Sinn steht. Sie essen mit Fingern, sie lecken das Messer ab oder auch ihr Gebiss, sie räuspern sich, um den Rachenschleim anschließend auf Tisch oder Boden zu spucken, sie entblößen sich oder erleichtern sich schamlos in der Ecke eines Raumes. Peinlich ist ihnen das Ganze nicht, denn sie haben die sozialen Erwartungen, die man an ihr Verhalten stellt, ganz einfach vergessen.

✖ **Maßregelt man jemanden,** der sich offensichtlich daneben benommen hat, so versteht er das zwar nicht, reagiert aber in der Regel unwirsch, weil er sich in die Enge getrieben fühlt. Denn er ist der festen Überzeugung, dass er unberechtigterweise in die Anklageecke gestellt wird.

✖ Leider können die Menschen in Anderland auch nicht einschätzen, ob sie ihren Begleitern oder Helfern dankbar sein sollen, wenn sie vor einer Peinlichkeit bewahrt werden sollen. Im Gegenteil, statt Ruhe zu geben, setzen sie sich zur Wehr und schreien ihre Beschützer an: **„Was willst du?** Lass mich in Ruhe! Ich weiß selber, was ich tue. **Von dir lass ich mir nichts mehr sagen!"** So wird die Peinlichkeit noch peinlicher. Deshalb heißt es souverän bleiben, sobald sich heikle Situationen abzeichnen, und gute Miene zum unerfreulichen Spiel machen. Fremdschämen verschlimmbessert meistens die Lage nur und die Gefahr ist groß, dass am Ende alles aus dem Ruder läuft.

✖ Menschen in Anderland sagen anderen Menschen gerade heraus, **was sie von ihnen halten.** Ungefiltert, ganz offen und gnadenlos ehrlich. Nicht immer sehr angenehm. Denn dabei ist es ihnen völlig egal, ob ihre Äußerungen angemessen sind. So können sie nett und schmeichelhaft, aber auch zutiefst kränkend oder beleidigend sein.

✖ Früher hätte man nicht zur Schwiegertochter gesagt, dass sie einem gefalle und sie mit ins Bett kommen solle. Der Besucher wäre nie als „dickes Schwein" bezeichnet worden und Schimpfwörter aus der Fäkalsprache wären tabu gewesen. **Jetzt aber sagen Menschen mit Demenz genau das, was sie wahrnehmen, spüren oder fühlen.** Das sagen sie sich übrigens in Anderland auch untereinander mit der gleichen Offenheit. Deshalb kommt es in Gruppen von Menschen mit Demenz auch nicht selten zu aggressiven Wortgefechten, wenn jemandem etwas nicht passt, etwa „Was macht die Bekloppte da?!" oder „Halt die Schnauze!"

✖ Die Kleidung spielt in Normalien eine wichtige Rolle. Man kleidet sich so, wie man sich sieht und gesehen werden möchte. **Der Mensch mit Demenz hält sich immer seltener mit einer Kleiderordnung auf.** Er zieht an, was passt und was ihm gefällt. Im heißen Sommer trägt er den Pelzmantel, der lange Zeit im Kleiderschrank versteckt blieb, weil man sich von dem guten Stück nicht trennen konnte. Ist ihm zu warm, legt er überflüssige Kleidung ab, zum Beispiel die Bluse, den Pullover, den Rock, die Hose. Er ist da ziemlich großzügig. Ihm macht es nichts aus, wenn er sich halb nackt an den Frühstückstisch setzt. Junge Leute, die sich zerrissene Hosen anziehen oder auf konventionelle Kleidung pfeifen, werden das verstehen, genauso, wenn das Schminken daneben geht oder der Schmuck in besonderer Weise angelegt wird.

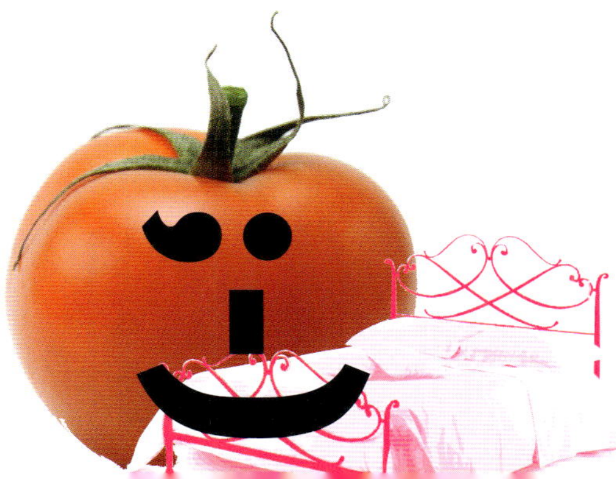

Platz da – sonst gibt´s Ärger

Eigentlich heißt sie ja mit Vornamen Elisabeth, aber schon in jungen Jahren war sie für alle immer nur die Lilly. Und deshalb besteht sie auch heute noch darauf, Lilly genannt zu werden. Fragt man sie nach ihrem Alter, so bekommt man recht unterschiedliche Antworten. Mal ist sie neunzig Jahre alt, mal vierzig oder auch mal siebzig. Das hängt ganz von ihrer Tagesform ab, sie ist immer so alt, wie sie sich fühlt. So kann es aber auch durchaus passieren, dass sie keine Lust hat, die Frage zu beantworten, oder dass sie diese ganz einfach nicht wahrnimmt. Dann bekommt man als Reaktion, wenn überhaupt, ein ebenso viel- wie nichtssagendes „Papperlapapp!"

Ja, in den letzten Jahren hat sich so einiges verändert. Lebte sie früher nach dem Motto „Ordnung muss sein – wo kämen wir denn da sonst hin", so geht es bei Lilly inzwischen mehr und mehr ein bisschen drunter und drüber. Im Kopf und auch sonst.

Zum Beispiel hatte sie heute, zwar auf links gedreht, aber immerhin, ihre Strickjacke übergezogen, weil ihr ja so schnell kalt wird, dafür aber ihren Rock vergessen. So ausgestattet, machte sie sich mit ihrem Rollator auf den Weg zum Abendessen. Neugierig wurde sie von einem älteren Pärchen, das am Eingang des Speiseraumes saß, beäugt, worauf sich der Herr sofort eine resolute Reaktion einhandelte: „Glotz nicht so!!" Zielsicher steuerte Lilly auf ihren Stammplatz zu. Das war ihr Platz, ganz allein ihr Platz, der gehörte nur ihr und keinem anderen. Wo kämen wir denn da hin? In lichten Momenten blitzten also irgendwo immer wieder ihre alten Prinzipien durch. Und so war ein kleines Drama quasi vorprogrammiert.

Denn auf dem Platz, der de facto gar nicht ihr eigentlicher Stammplatz war, sondern nur an diesem Tag in ihrem Kopf, saß bereits Frau Schulze, die gedankenverloren mehrere Löffel Zucker in und um ihre Tasse Tee herum verteilte. Frau Schulze, eigentlich erst vor kurzem endgültig in Anderland angekommen, hatte schon seit längerem mehr und mehr den Bezug zu ihrer alten Realität verloren. Langsam ließ sie ab und zu auch noch den einen oder anderen Löffel Zucker auf den Boden rieseln und lächelte entspannt.

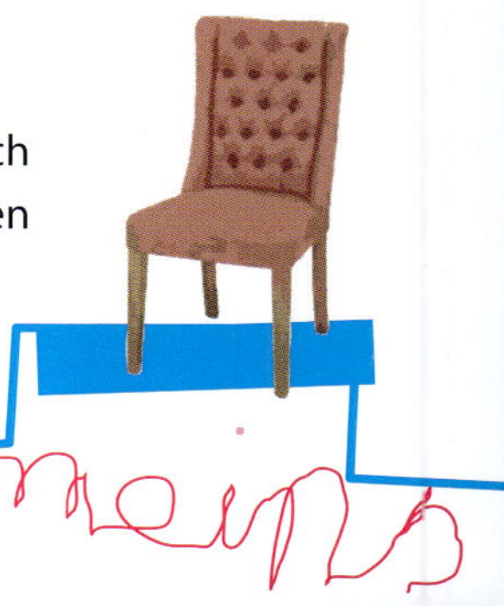

Lilly dagegen war im Nu außer sich. „Das ist mein Platz, weg da!", rief sie erregt. Die Reaktion von Frau Schulze trug keineswegs zur Entspannung bei, als sie zu Lilly hochschaute oder besser gesagt, durch sie hindurch ins Nichts. „Das ist mein Platz!", wiederholte Lilly und wurde lauter, doch Frau Schulze machte unbeirrt damit weiter, Zucker in der Gegend zu verteilen. Was Lilly noch mehr in Rage brachte. Mit einer erstaunlich kraftvollen Bewegung fegte sie Tasse samt Löffel vom Tisch. Zucker stob auf, Frau Schulze schrie und der Herr von der Tür meldete sich mit dem Zwischenruf: ‚Schnauze, Schlampe!" Da ihm warm geworden war, hatte er den Bademantel, den er bis dahin trug, inzwischen abgelegt und saß jetzt nur mit einem Hemdchen bekleidet am Tisch.

Jeden anderen hätte dieser Anblick wohl völlig aus der Bahn geworfen. Nicht so die Pflegerin, die derartige Auftritte insbesondere von besagtem Herrn längst gewohnt war. Beherzt ging sie sofort dazwischen, um eine weitere Verschärfung der Situation zu verhindern. Zuerst half sie dem Herrn schnell wieder in seinen Bademantel, dann wandte sie sich Lilly zu. Mit ihr kam sie inzwischen recht gut klar, kannte ihre Vorlieben und wusste nur allzu gut, womit sie zu beschwichtigen war. Versöhnlich reichte sie ihr eine Handvoll Gummibärchen und lächelte. Und tatsächlich: Die angebotene Nascherei verfehlte ihre Wirkung nicht, denn Lilly griff munter zu und begann genüsslich, sie zu vertilgen. Zunehmend wurde sie wieder ruhiger. Allerdings nicht, ohne in Richtung Frau Schulze zu schauen und ihren Standpunkt weiter zu verteidigen: „Die da, die sitzt auf meinem Platz!" „Alles gut", beschwichtigte die Pflegerin, „morgen, da sitzen Sie wieder auf Ihrem Platz. Aber jetzt gehen wir mal da rüber." Freundlich, aber bestimmt geleitete die Pflegerin die alte Dame zu einem freien Platz in ausreichendem Sicherheitsabstand zu Frau Schulze, die sich inzwischen längst wieder mit dem Zucker und einer neuen Tasse Tee, die sie bekommen hatte, beschäftigte. So langsam glätteten sich die Wogen und die Sache war endlich erledigt. Für heute zumindest.

Nächste Woche hat Lilly übrigens Geburtstag. Wie alt sie wirklich wird? Man könnte ja vielleicht mal in ihren Personalausweis schauen. Aber das verkneifen wir uns lieber und fragen sie am besten selber. Sonst gibt es nachher noch Ärger.

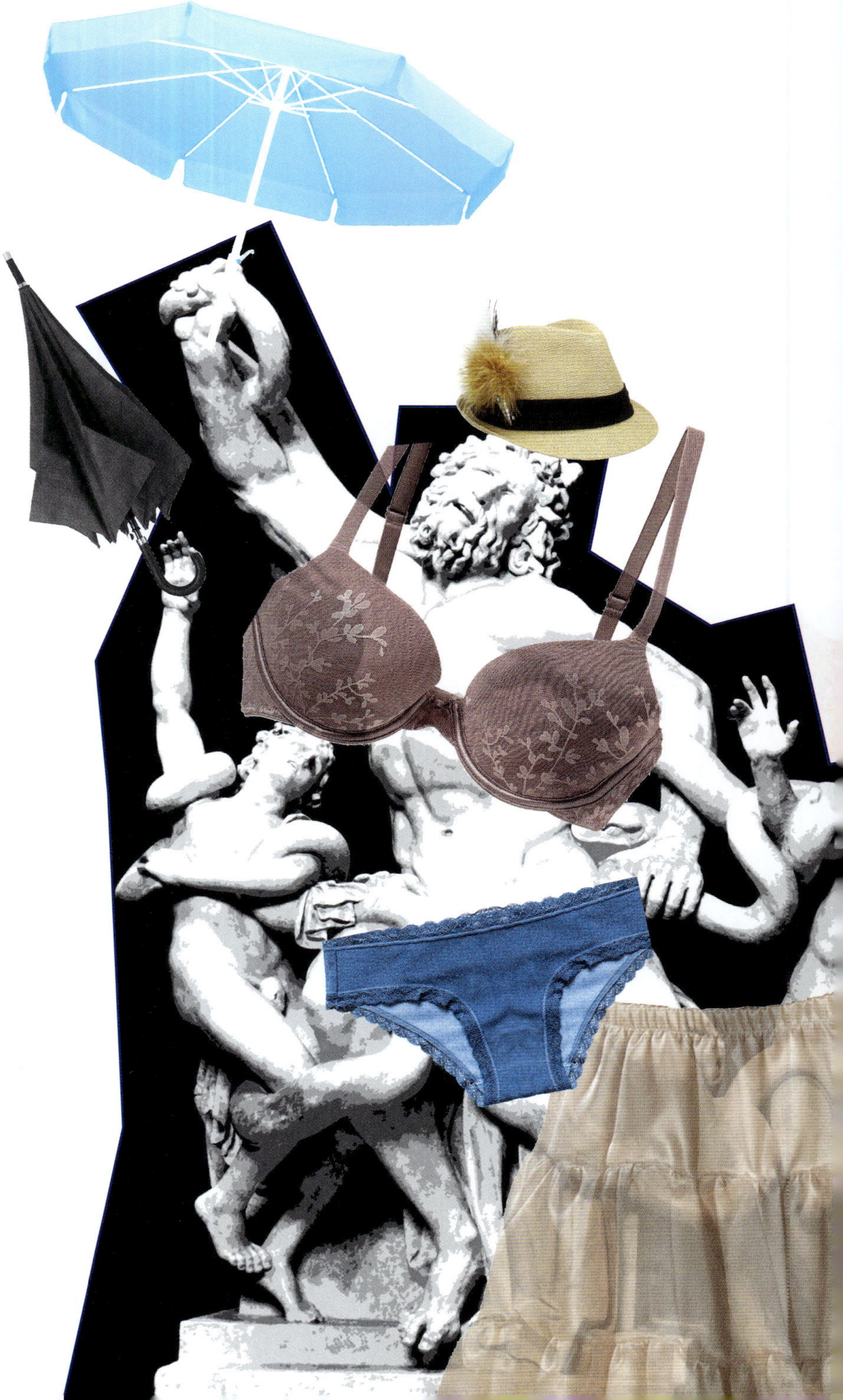

Kleiderordnung in Anderland

Ordnung muss in jedem Fall sein,
doch manchmal heißt ja vielleicht ja auch nein?!?
Man nimmt´s, wie es kommt und schlüpft einfach kurz rein,
man hat das Gefühl, so muss es wohl sein.

Man trägt es mal drunter, man streift es mal über,
es geht halt alles drunter und drüber.
Ab und an sieht manches recht seltsam aus,
doch was soll´s, man zieht es ja wieder aus.

So schlüpft der Herr in manches Hosenbein,
so oder so einfach falsch herum rein.
Jacke wie Hose ziehen magisch an,
erstaunlich, was der Mensch alles tragen kann.

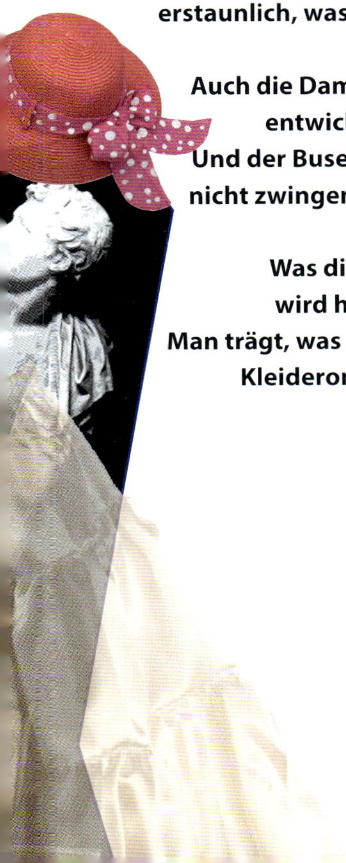

Auch die Damen, manchmal recht skurril,
entwickeln ihren eignen Stil.
Und der Busen wird, wenn er auch hängt,
nicht zwingend krampfhaft eingezwängt.

Was die Mode einst diktiert,
wird hierzulande ignoriert.
Man trägt, was man will, endlich ist es soweit:
Kleiderordnung? Vergangenheit!

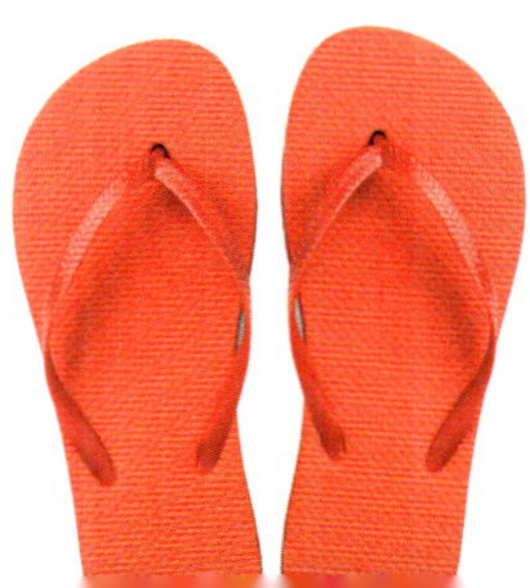

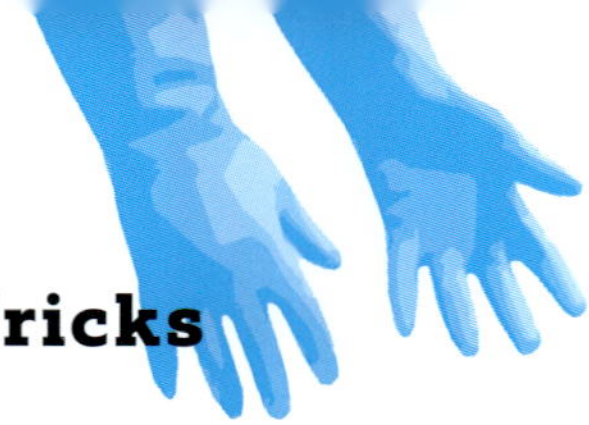

Tipps und Tricks

- Wenn es zu **peinlichen Situationen in der Öffentlichkeit** kommt, nehmen Sie allen Mut zusammen und erklären Sie irritierten Zeitgenossen, dass Ehepartner, Mutter oder Vater im Kopf in Anderland leben und sie ihn leider nicht mehr zurückholen kann. Falls Ihr Gegenüber, was wahrscheinlich ist, beleidigt oder gekränkt reagiert, versuchen Sie es nicht mit Ausflüchten, wie etwa, man solle das Ganze doch bitte nicht so persönlich nehmen. Denn natürlich nimmt es der andere persönlich. Sagen Sie lieber, wie unangenehm es Ihnen ist, und entschuldigen Sie sich. Machen Sie aber bitte nicht den Fehler und halten Sie Ihren Angehörigen aus Rücksicht auf andere oder aus Scheu vor peinlichen Situationen von der Öffentlichkeit fern. Das führt zu einer sozialen Quarantäne, die weitaus schlimmere Folgen haben kann.

- **Falls Sie selber das Opfer sind,** denken Sie dran, dass niemand Kränkungen und Demütigungen wegstecken kann. Jeder führt ein Konto, auf dem er, bewusst oder unterbewusst, alle Kränkungen notiert, um bei passender oder unpassender Gelegenheit zurückzuzahlen. Achten Sie darauf, Gleiches nicht mit Gleichem zu vergelten. Suchen Sie sich lieber Menschen, bei denen Sie Ihren Ärger oder Frust abladen können. Das hilft und befreit. Und haben Sie kein schlechtes Gewissen, wenn Ihnen ab und an die Sicherung durchbrennt und Sie dem Menschen mit Demenz klipp und klar sagen, wie Sie sich fühlen. Er wird es nicht verstehen, aber ganz sicher spüren, in welcher Verfassung Sie sich befinden.

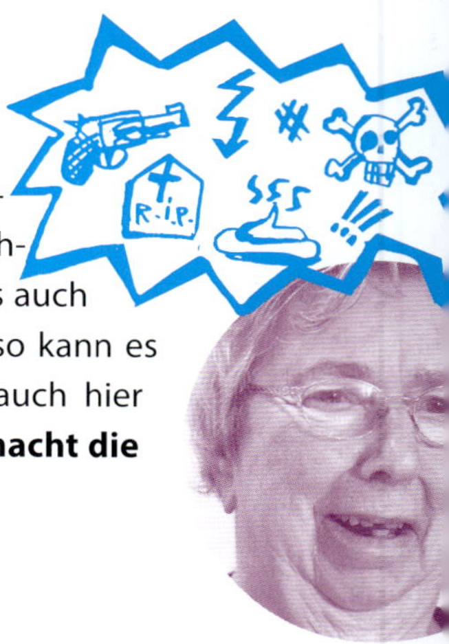

- Denken Sie immer daran: Niemand ist verpflichtet, sich ganz und auf Dauer zurückzunehmen. In einer Beziehung auf Augenhöhe muss auch der Mensch mit Demenz zurückstecken, nur so kann es auf Dauer funktionieren. Und natürlich gilt auch hier wie bei so vielen Dingen im Leben: **Der Ton macht die Musik.**

✖ Wenn Menschen nicht mehr die **Regeln und Normen** unserer zivilisierten Gesellschaft einhalten können, dann werden sie ausgegrenzt und in der Regel in Pflegeheimen untergebracht. Wer sich auf der Straße oder in Vorgärten erleichtert, wird aus dem Verkehr gezogen. Wer nachts scheinbar grundlos um Hilfe ruft, bekommt die rote Karte. Und wer andere beleidigt, darf ebenfalls nicht mehr mitspielen.

Die Frage ist, wie wir den Menschen an den Orten der Ausgrenzung, also in den Pflegeheimen, begegnen sollten. Mit den gleichen Vorstellungen und Zwängen von Zivilisation und genormter Würde? Sicherlich nicht, denn genau daran sind sie ja zuvor gescheitert. Es sollte doch eher so sein, dass die Menschen in Anderland mit den Fingern essen oder mit Speisen spielen dürfen. Das ist ihr gutes Recht. Es beinhaltet auch die Freiheit, die eingekotete Vorlage, der man sich selbstständig entledigt hat, über den Flur spazieren zu tragen, sich Bluse oder Hose auszuziehen und in Unterwäsche oder gar nackt im Sessel zu sitzen.

✖ Um das möglich zu machen, sollten Sie **engagierte Mitarbeitende in der Altenpflege unterstützen,** sich für die Einrichtung von Biotopen einzusetzen. Das sind Orte, an denen die betroffenen Menschen ihre neuen Vorlieben möglichst frei ausleben können. Weit ab von Normalien – in Anderland, wo eben alles anders ist.

✖ **Nehmen Sie den Völkerkundler als Vorbild,** der ein unbekanntes Land betritt und erkundet. Ihm muss nichts peinlich sein. Wenn er Menschen mit oder ohne Lendenschurz sieht, wenn er Menschen trifft, die Maden oder Schlangen essen, wenn er Menschen mit wilden Bewegungen und Schreien erlebt, dann weckt das seine Neugierde und seinen Forscherdrang. Er staunt, sucht nach Erklärungen und manchmal lässt er sich anstecken, um in die andere Wesensart einzutauchen und herauszufinden, wie sich das Andere anfühlt.

Anderland, das Land der Wahrheitsliebe

Lügen streng verboten. Außer es tut not.

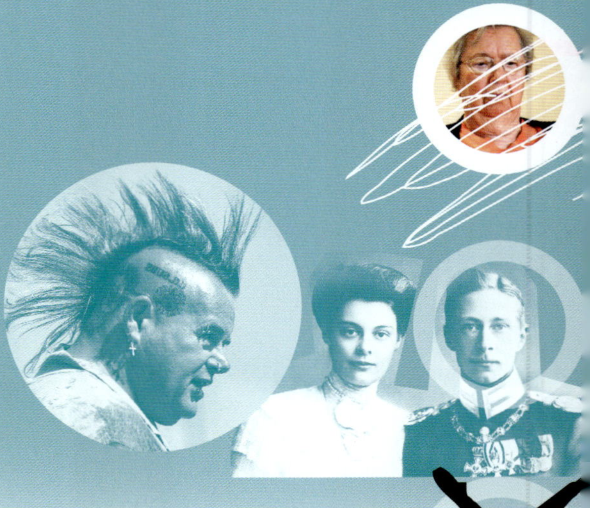

In Anderland ist vieles anders. Und so unglaublich es klingen mag, vieles ist gerade deshalb auch um einiges wahrhaftiger. Denn in Anderland geht die Fähigkeit, zu täuschen und zu verschleiern, verloren. Verschleiern wäre viel zu kompliziert. Erlebtes wird unmittelbar wiedergegeben und bewertet. Nicht immer ganz angenehm für diejenigen, die es gelernt haben, stets die Form zu wahren und auf Empfindlichkeiten Rücksicht zu nehmen. Nein, Knigge hat hier nichts verloren, geäußert wird, was Sache ist, Peinlichkeiten inklusive.

Kurz: Demenz bringt Wahrheit zu Tage. Das sollte man sich stets vor Augen führen. Was Notlügen keineswegs ausschließt, wenn sie ein harmonisches Miteinander fördern und zum allgemeinen Wohlbefinden beitragen.

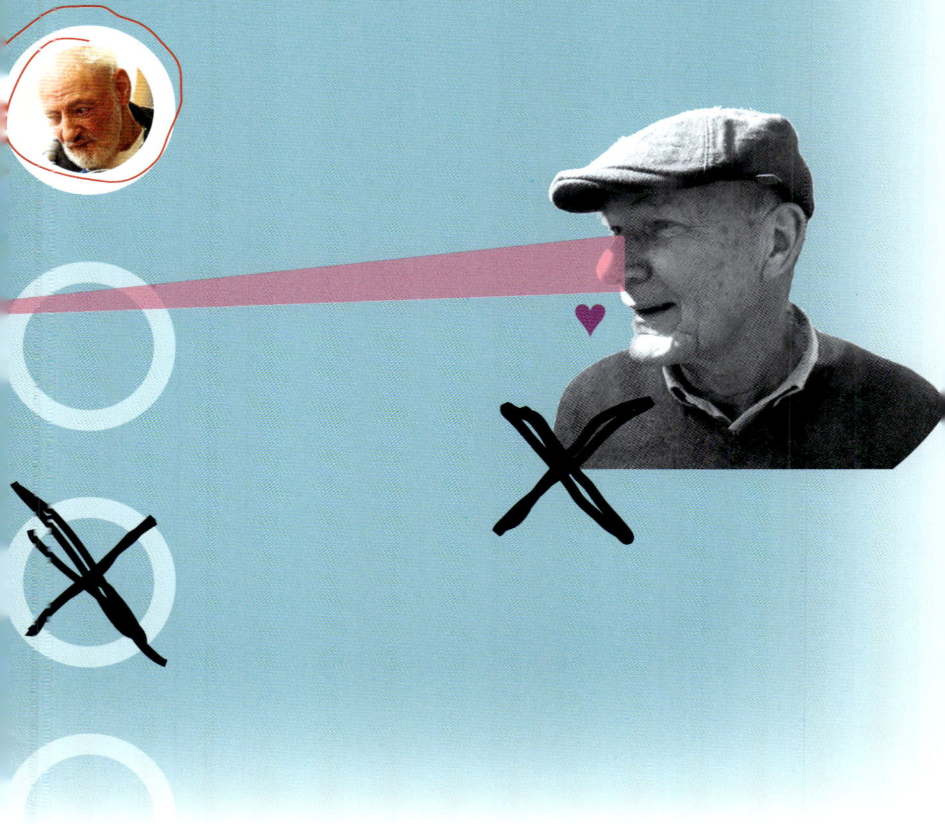

Wo Lügen zur Wahrheit werden.

✖ **Menschen mit Demenz können nicht bewusst lügen.** Sie sagen zwar viele Dinge, die nicht stimmen, aber für sie ist es die Wahrheit, ihre ganz persönliche Wahrheit. Fragt man sie, ob sie mit zur Toilette gehen wollen, dann sagen sie: „Da war ich schon." Der Begleiter weiß, dass das nicht stimmt, und nimmt an, dass der Mensch lügt, weil er nicht zur Toilette will. So ist es aber nicht. Der Mensch mit Demenz hört eine Frage und gibt, weil man das so macht, eine Antwort. Am besten eine, mit der man danach in Ruhe gelassen wird. Manchmal passen die Antworten zur Frage, manchmal nicht. Bewusst gelogen aber sind die Antworten nie.

✖ Fragt man einen Menschen mit Demenz, warum er die Butter im Kleiderschrank versteckt hat, kann es durchaus sein, dass er zum Gegenangriff übergeht: „Dann hast du die da gerade hineingetan!" **Er hat vergessen, warum er das getan hat,** fühlt sich in die Enge getrieben und erfindet eine für ihn befreiende Wahrheit – seine Wahrheit.

✖ Da die Menschen in Anderland die Welt, wie sie sich in Normalien darstellt, immer weniger verstehen, errichten sie **zum Selbstschutz eine Fassade, um ihre Hilflosigkeit zu kaschieren.** Sie geben vor, sich auszukennen und zu wissen, was sie tun. Vordergründig scheint so alles in Ordnung zu sein, aber hinter der Fassade bröckelt es oft gewaltig. Und das merkt ein Mensch mit Demenz und fühlt sich keineswegs wohl dabei. Trotzdem versucht er, sich mit der Fassade so gut es eben geht durch den Tag zu bringen. Das funktioniert natürlich nur, wenn er auf seiner eigenen Wahrheit besteht, auch dann, wenn sie in Normalien als Lüge angesehen wird. Für ihn gilt es, in jedem Fall Recht zu behalten, jeder Zweifel an der eigenen Glaubwürdigkeit würde die Fassade unweigerlich zum Einsturz bringen.

Doch die Sache hat einen Haken. Denn je länger sich ein Mensch auf der Reise vom Verstande weg befindet, desto schwieriger wird es, die schützende Fassade vor dem inneren und äußeren

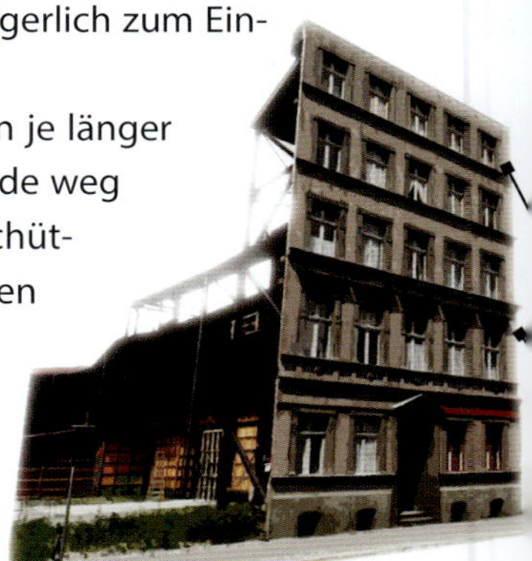

Durcheinander aufrechtzuerhalten. Plötzlich klingen Aussagen nicht mehr nur falsch, sondern sogar unsinnig und völlig ver-rückt. **Das bedeutet: Derjenige ist nun endgültig in Anderland angekommen.**

✖ Lange Zeit befinden sich Menschen mit einer **fortschreitenden Demenz in einer Art Schwebezustand.** Sie sind mehr und mehr verunsichert, an welcher Stelle sich die eigentliche Wahrheit befindet. So haben sie eine Ahnung, dass das, was sie sagen oder tun, nicht ganz richtig ist. Andererseits spüren sie aber auch, dass es nicht völlig falsch sein kann. Ein Konflikt, den sie lösen, indem sie sich einmal für die eine, einmal aber auch für die andere Seite entscheiden.

Besonders vertrackt wird es allerdings dann, wenn ein Mensch mit Demenz beide Seiten für richtig hält. Dafür hier ein Beispiel: Ein Mensch in Anderland fragt eine Bekannte, wie es deren Ehemann, seinem alten Freund gehe. Irritiert sagt diese, er wisse doch, dass sein Freund gestorben sei, er sei ja schließlich mit auf dessen Beerdigung gewesen. „Das weiß ich doch", sagt er mit Bestimmtheit und dann fragt er unmittelbar danach: „Interessiert er sich immer noch für Fußball?"

✖ **Wer die ersten Male als Besucher nach Anderland kommt** und sich noch nicht besonders gut auskennt, der vermutet zunächst, dass die Menschen mit Demenz mit der Wahrheit spielen. Man denkt, es wird vielleicht ein bisschen geflunkert und wider besseres Wissen auf einer befremdlichen Wahrheit bestanden. Dem ist aber nicht so. In Wirklichkeit ist es nämlich gar kein Spiel, sondern wichtiger Bestandteil einer Überlebensstrategie. Denn weil sich alles in der Schwebe befindet und nichts so ist, wie es sein soll, sucht der Mensch mit Demenz nach einem Standpunkt, an dem er sich festhalten kann. Auch wenn er unter Umständen total unglaubwürdig und absurd sein mag.

✖ Menschen mit Demenz **verstecken oft wichtige Gegenstände wie etwa die Geldbörse oder die Brille an seltsamen Orten,** um sie ganz sicher aufgehoben zu wissen. Dann finden sie die Gegenstände aber nicht mehr. Ein Problem, das sie kurzerhand lösen, indem sie behaupten, bestohlen worden zu sein. Für den Außenstehenden offensichtlich eine Lüge, für den betroffenen Menschen mit Demenz aber keineswegs. Denn er hat alles abgesucht und nichts gefunden, er ist verzweifelt und Diebstahl scheint für ihn die einzig plausible Erklärung zu sein.

✖ Es kommt durchaus häufiger vor, dass ein Mensch mit Demenz **einen Gegenstand nicht mehr als den seinen erkennt.** So sieht eine Dame zum Beispiel Weingläser in der Vitrine, ist sich aber sicher, dass es nicht ihre eigenen sein können. Sie befühlt sie, sie betrachtet sie und ist sich schließlich ganz sicher, dass die Gläser ausgetauscht worden sind. Aber von wem? Einer muss es ja gewesen sein. Natürlich, da kommt nur einer in Frage: Der Schwiegersohn, der hat es getan. Schließlich war der noch nie der „richtige" und sie hätte ihrer Tochter in jedem Fall einen besseren gewünscht.

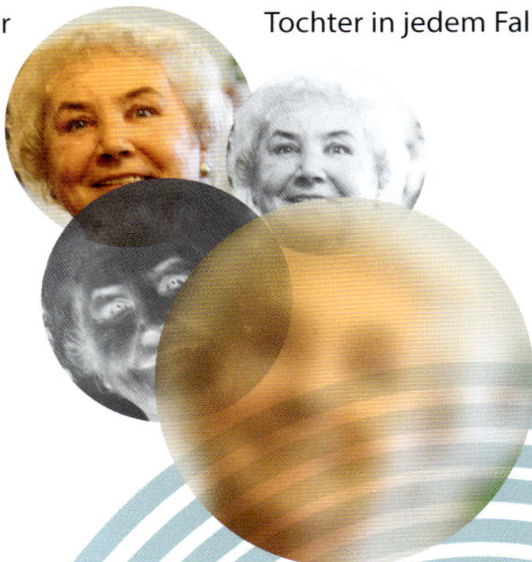

Wenn einer eine Reise tut...

Helga hatte sich schon lange vorgenommen, ihre Tante Inge, die inzwischen zusammen mit mehreren älteren Herrschaften in einer Wohngemeinschaft lebte, endlich mal wieder zu besuchen. Aber irgendwie war es bisher nicht dazu gekommen, entweder fehlte die Zeit oder andere Dinge schienen wichtiger zu sein. Wie lange hatten sie sich eigentlich schon nicht mehr gesehen? Vier, fünf Jahre? Oder war es sogar noch länger her? Na gut, immerhin lag zwischen ihnen eine Entfernung von mehreren hundert Kilometern. Aber das war ja wohl mehr eine Ausrede und kein triftiger Grund, sich so lange aus den Augen zu verlieren. Und so kam es Helga sehr gelegen, als ihr Mann Klaus neulich das Thema „Tante Inge“ wie zufällig ins Spiel brachte. „Sag mal“, meinte er, „wolltest du nicht schon lange mal deine Tante Inge besuchen?“ „Äh“, Helga staunte nicht schlecht, „ja, stimmt … und du? Du hast dir das gemerkt?“ „Klar“, gab er augenzwinkernd zurück, „ich merk mir doch alles, was du sagst, mein Schatz.“ „Und wieso kommst du gerade jetzt darauf?“ „Na ja“, meinte Klaus, „ich hätte da ganz in der Nähe einen geschäftlichen Termin. Da fahren wir also zusammen, so könntest du deine Tante besuchen und ich meinen Kunden. Was hältst du davon?“ Helga nickte: „Echt ´ne prima Idee!“ meinte sie. „Okay, also nächsten Freitag?“ „Schon nächsten Freitag?“ Helga ertappte sich gerade bei dem Versuch eines erneuten Ausweichmanövers. „Klar“, gab ihr Mann lakonisch zurück, „wenn nicht jetzt, mein Schatz, wann denn dann?“ Damit war die Reise beschlossene Sache.

In den kommenden Tagen rief Helga den Sohn ihrer Tante an und berichtete von dem geplanten Besuch. Der freute sich zum einen riesig, mal wieder etwas von seiner Cousine zu hören, zum anderen dämpfte er aber auch allzu hohe Erwartungen an das Wiedersehen mit der Tante: „Also, ein bisschen vergesslich ist sie schon geworden. Und manchmal bringt sie so einiges ganz schön durcheinander. Aber was will man schon verlangen, in dem Alter!“ Verständlich, dass Helga ein wenig mulmig zumute war, als sie am nächsten Wochenende auf den Parkplatz vor der Wohngemeinschaft einbogen, zumal ihr Mann wegen seines geschäftlichen Termins beim ersten Wiedersehen nicht dabei sein würde.

Sie holte tief Luft. „Na, so dramatisch ist es ja nun auch wieder nicht", meinte er und gab Helga ein aufmunterndes Küsschen auf die Wange. „Nimm du jetzt erstmal Tuchfühlung mit deiner Tante auf, ich gucke, dass ich meinen Termin so schnell wie möglich in den Griff bekomme, und komme dann später dazu."

„Na gut", Helga stieg aus und klingelte an der Tür zur Wohngemeinschaft. Eine freundliche Dame mittleren Alters, offenbar eine Pflegekraft und so etwas wie die gute Seele des Hauses, empfing sie und brachte sie zum Zimmer ihrer Tante. Alle mulmigen Gefühle waren sofort wie weggeblasen, als Helga ihre Tante erblickte. Blendend sah sie aus mit ihren 88 Jahren und gut drauf war sie offenbar auch. „Das ist aber eine schöne Überraschung", freute sich Tante Inge, „dass du mich hier mal besuchst. Wie hast du mich denn so schnell gefunden?" „Ach, weißt du, Tante Inge, heutzutage, da ..." „Ja, ja", meinte Tante Inge, ohne auf weitere Erklärungen zu warten „heutzutage, da ist eben alles ganz anders, ganz anders als zu meiner Zeit!" „Stimmt", meinte Helga und sah sich um, „ein hübsches Zimmerchen hast du hier!" Eine Feststellung, die in jeder Hinsicht den Tatsachen entsprach, denn das Zimmer war geräumig, schön hell, recht wohnlich eingerichtet und hatte sogar einen kleinen Balkon. „Richtig gemütlich!" fügte sie hinzu. Tante Inge sah das genauso, allerdings mit einer kleinen Einschränkung. „Stimmt, gemütlich ist es wirklich, aber ... aber trotzdem bin ich natürlich froh, dass ich bald wieder zuhause bin, also in ein paar Tagen, weißt du." „Aha", Helga reagierte leicht irritiert, hielt sich aber erstmal zurück. „Zuhause, da ist es nämlich immer am schönsten", fügte Tante Inge hinzu und wiederholte, „zuhause ist es nämlich immer am schönsten... aber jetzt, mein Kind, lass uns erstmal einen Kaffee trinken. Die haben nämlich hier sogar einen extra Raum dafür! Komm, ich zeig dir mal, wo es lang geht."

Untergehakt von ihrer Nichte führte Tante Inge sie zielsicher zum Gemeinschaftsraum. Dort saßen bereits einige Herrschaften, die die beiden Frauen sorgfältig musterten, als sie das Zimmer betraten. „Also eigentlich", erläuterte Tante Inge, während sie Platz nahmen, „... eigentlich habe ich es hier ja wirklich ganz gut angetroffen. Findest du nicht auch, dass das eine ganz nette Reisegruppe ist?" „Reisegruppe?!?", wiederholte Helga. „Ja", meinte Tante Inge, „heutzutage, da weiß man ja nie, wen man auf Reisen so trifft."

Auf Reisen? Aha, das war es also. So langsam verstand Helga. Ihre Tante war im Kopf auf Reisen. Ein wenig seltsam schien ihr diese Vorstellung schon zu sein, aber andererseits: Warum denn nicht? Wenn das ihre Sicht der Dinge war, um mit der Situation klarzukommen, dann ging das doch voll und ganz in Ordnung. Also beschloss Helga, sich auf die etwas schräge Gedankenwelt ihrer Tante einzulassen, und war jetzt richtig neugierig, was noch kommen würde. Und prompt kam es auch: „Die da drüben in dem roten Kleid" – es war zwar ein blaues Kleid, aber Helga verkniff sich jede Gegenrede und ließ Tante Inge weiter erklären, „die donnert sich immer so auf, als wollte sie ins Theater. Also ich würde ja nie so auf Reisen gehen. Aber was soll´s, bald bin ich ja sowieso wieder zuhause." Helga kam jetzt immer besser mit der Situation klar und wiederholte „Zuhause, ja, zuhause ist es wirklich am schönsten." „Da hast du recht, mein Kind", Tante Inge blühte jetzt so richtig auf, „und der Weißhaarige da hinten in der Ecke, ich glaube, der hat ein Auge auf mich geworfen. Aber ehrlich gesagt", Tante Inge beugte sich zu Helga vor und flüsterte ihr ins Ohr, „was soll ich denn mit so einem alten Knacker? Der ist doch viel zu alt für mich..." Helga musste schmunzeln: „Da hast du recht." „Außerdem, mal eben ...", Tante Inge gestikulierte abwehrend mit den Händen, „mal eben so ein kleines Techtelmechtel auf Reisen, also, das kommt für mich ja überhaupt nicht in Frage."

Helga pflichtete ihr natürlich bei und sie unterhielten sich noch eine ganze Weile über Gott und die Welt, stellten wiederholt fest, dass es zuhause am schönsten ist, dass damals alles anders war und dass die anwesende Reisegruppe wirklich aus ganz netten Personen bestand.

Dann klopfte es am Türrahmen und Klaus lugte um die Ecke. „Hallo, meine Damen!" begrüßte er sie. „Ja, schau mal, Tante Inge, wer da ist!" Helga war sichtlich erleichtert, ihren Mann zu sehen. Tante Inge ging es nicht ganz so, denn offensichtlich hatte sie ein wenig Schwierigkeiten, den neuen Gast einzuordnen. „Hallo, junger Mann, Sie sind aber auch noch nicht lange hier in der Gruppe?!?" „Nein, nein", erklärte Klaus, „ich bin quasi ganz neu hier, also quasi nur ein Gast, ein Besucher..." Tante Inge hatte jetzt den Faden wieder gefunden: „Aber ein sehr netter Besucher sind Sie, junger Mann", und fügte hinzu, „wissen Sie, manchmal, da bin ich nämlich etwas durcheinander, also, manchmal, aber sonst geht es schon noch."

Und dann wurde ganz klar, dass der überraschende Besuch wohl doch ein bisschen viel für die alte Dame gewesen war, denn an Helga gewandt fragte sie: „Und wie war doch gleich Ihr Name?“ „Aber Tante Inge“, erklärte Helga halb traurig, halb erheitert, „ich bin es doch, Helga, deine Nichte!“ Tante Inge stutzte. „Mmmh, so, so… meine Nichte …“ Für einen Moment lang hielt sie inne und dachte angestrengt nach. Dann hellte sich ihre Miene auf und sie stellte erleichtert fest: **„Das ist ja schön, dann sind wir ja verwandt!!“**

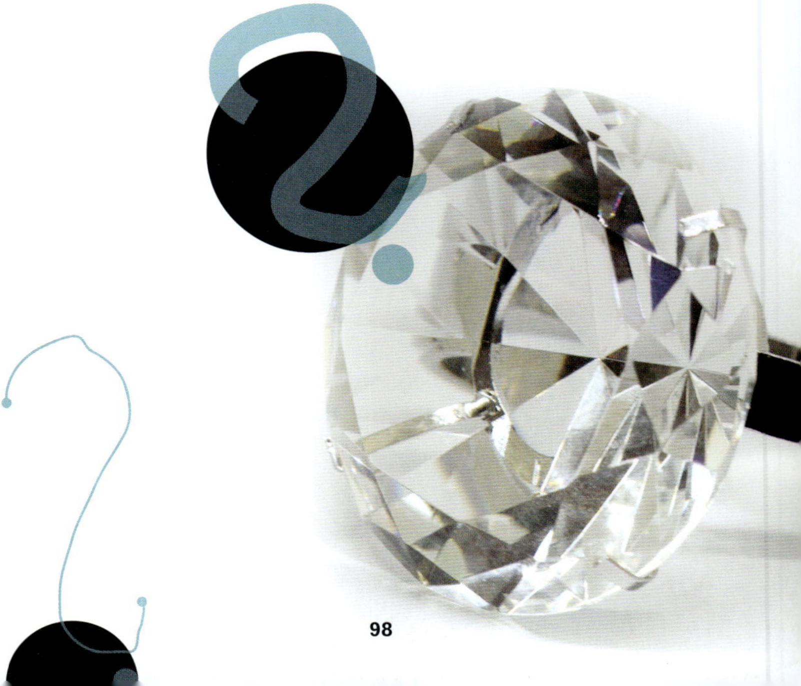

Bösewicht

Suche schon seit vielen Stunden,
es ist weg, hab´s nicht gefunden.
Bin ganz sicher, wo es ist.
Fehlanzeige, so ein Mist!
War doch meins, gehörte mir,
wo steckt das Ding? Es ist nicht hier!

Such im Schrank, in jeder Ecke,
hinter dem Tisch, unter der Decke.
Gucke hier, gucke dort,
Himmelherrgott, es ist fort.
Bin verzweifelt, mir wird klar,
dass ein Bösewicht am Werke war.

Ja, jemand hat mich dreist beklaut,
mag sein, dem ich sogar vertraut.
Habe Wut, schöpfe Verdacht,
weiß plötzlich: Das hast du gemacht!
Pfui, du solltest dich was schämen,
wer so was tut, hat kein Benehmen.

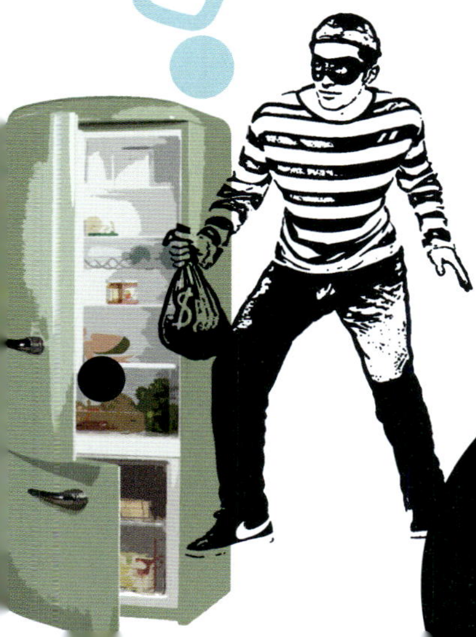

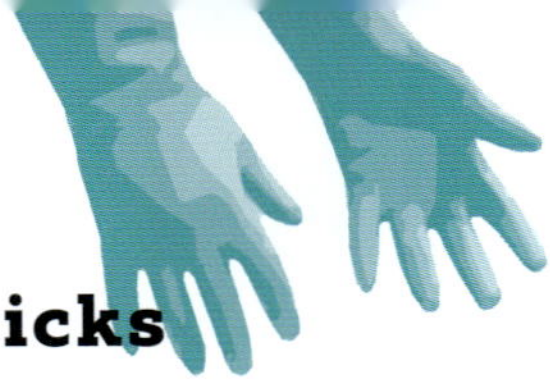

Tipps und Tricks

✖ Die von den Menschen in Anderland errichteten **gedanklichen Fassaden darf man auf keinen Fall zum Einsturz bringen**, denn sie dienen dem Selbstschutz. Deshalb sollte man sich am besten indifferent verhalten. Das heißt, man widerspricht nicht, bestätigt aber auch nicht und lässt so die unterschiedlichen Möglichkeiten der Wahrheit ebenfalls in der Schwebe.

Nehmen wir mal an, eine Dame mit Demenz stellt fest „Meine Brille ist weg!", obwohl diese gar nicht weit entfernt auf dem Tisch liegt. Der eigentlich richtige, aber in dieser Situation falsche Hinweis wäre: „Aber da liegt sie doch!" Denn das würde bloß die Reaktion „Das íst aber nicht meine!" zur Folge haben. Und schon gäbe es Streit.

Ebenso unklug wäre die Feststellung „Ja, stimmt, deine Brille ist weg." Denn die Betroffene, die die Brille ja sieht, aber nicht mehr als ihre identifizieren kann, fühlt sich missverstanden und geht zum Gegenangriff über: „Ja, siehst du denn nicht, dass das nicht meine ist! Aber du darfst dir natürlich alles herausnehmen und die Dinge verdrehen, wie es dir gerade in den Kram passt." Auch hier wird ein weiterer Streit unausweichlich.

Weitaus klüger wäre im angeführten Beispiel eine unverfängliche Feststellung wie etwa „Deine Brille hat dir schon oft geholfen, ein gutes Buch zu lesen." oder ein noch offeneres und neutrales „Aha…", was zwar nichtssagend ist, aber genau deshalb in dieser und vielen ähnlichen Situationen gute Dienste leistet.

✖ **Menschen mit Demenz können nicht lügen.** Aber wie steht es mit uns aus Normalien, die wir unsere Angehörigen oder Bekannten in Anderland besuchen? Müssen wir als Besucher oder Begleiter auf Gedeih und Verderb immer bei der Wahrheit bleiben? Die Antwort lautet: Eindeutig nein! Auch Notlügen sind durchaus erlaubt, wenn sie nicht schaden und den Menschen mit Demenz beruhigen und zufriedenstellen.

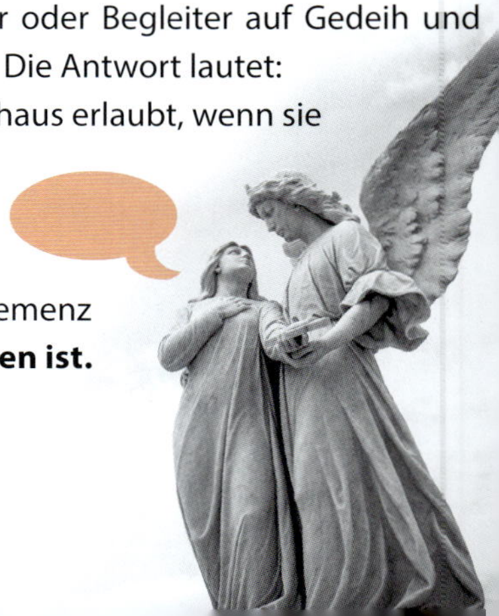

✖ Mal angenommen, ein Mensch mit Demenz **sucht seine Mutter, die längst verstorben ist.**

„Die muss arbeiten" ist die falsche Reaktion. Als Notlüge ist sie nur gerechtfertigt, wenn sie für den Moment eine beruhigende Wirkung hat. Allerdings kann sie nicht verhindern, dass der- oder diejenige immer wieder nach dem Verbleib der Mutter fragen wird. Am besten, man variiert die nächsten Antworten und probiert es zum Beispiel mit Feststellungen wie „Du hattest eine tolle Mutter…" oder „Mutter hat sich immer um alles gekümmert."

Auch Handeln kann im genannten Fall helfen: Man zeigt ein Foto der Mutter, man lenkt mit einem Lieblingsgetränk ab oder versucht, den Betroffenen mit einer Geschichte auf ganz andere Gedanken zu bringen.

- **Wer sich gefestigt genug fühlt, kann natürlich versuchen, die verzweifelte Sehnsucht nach der Mutter auszuhalten** und die damit verbundenen Tränen zu ertragen. Spielen wir eine solche Situation einmal durch. Ein 90-jähriger Mann fragt zum Beispiel: „Wissen Sie, wo meine Mutter ist?" Ihre Reaktion? Sie zeigen zwar Interesse, reagieren aber gleichzeitig relativ neutral : „Sie suchen also Ihre Mutter…" Darauf stellt er zerknirscht fest: „Die ist ja tot." Sie werden nicht rührselig, sondern verhalten sich abermals indifferent: „Ah ja." Hoffnung keimt in ihm auf: „Aber vielleicht finde ich sie." Jetzt gilt es, nicht mit falschen Versprechen im Dialog zu bleiben. Sie äußern nur ein verhaltenes „Hmm" , worauf er anfängt, bitterlich zu weinen. Schwer zu ertragen, aber lassen Sie es zu. Nehmen Sie ihn in den Arm und geben Sie ihm so das gute Gefühl, dass jemand für ihn da ist, jemand, der seinen Kummer versteht und mit ihm teilt.

- **Bestimmte Antworten und Reaktionen sind in Anderland absolut Tabu:** Nachäffen ebenso wie abfällige oder ironische Bemerkungen sowie Witze. Das Gleiche gilt für falsche Versprechungen, die de facto nicht zu halten sind: „Wenn du lieb bist, dann kommt deine Mutter." Genau so schlimm verhält es sich mit harten Wahrheiten wie „Deine Mutter ist tot." Das verletzt zutiefst und hilft nicht weiter. Ebenfalls verbietet es sich, gar nicht zu reagieren, denn es lässt den Betroffenen quasi schutzlos mit seinem Problem allein. Spenden Sie lieber Trost, indem Sie zeigen, dass Sie für den Menschen da sind.

Helga macht also bei ihrer Tante Inge alles richtig. Sie geht nicht auf den Wahrheitsgehalt von Tante Inges Aussagen ein, sondern auf deren Sicht der Dinge und lässt offen, wer die Wahrheit gepachtet hat. Wahr ist, dass es zuhause am schönsten ist, egal, ob man jemals wieder nachhause kommt oder nicht.

✖ **Manchmal schätzen die Menschen mit Demenz die Realität falsch ein.** Aber das dürfen sie, denn sie befinden sich ja nicht mehr in Normalien. Und es ist doch wunderbar, wenn Tante Inge annimmt, dass ihre Mitbewohner die Teilnehmer einer Reisegruppe sind.

Weniger amüsant ist es, wenn Menschen mit Demenz Trugbildern ausgesetzt sind. Dann sehen sie Dinge, die de facto nicht da sind. Das können Personen, Tiere, aber auch Gegenstände sein. Dann ist es wichtig, den Menschen mit Demenz nicht zu korrigieren. Denn für ihn ist seine Vision tatsächlich und real.

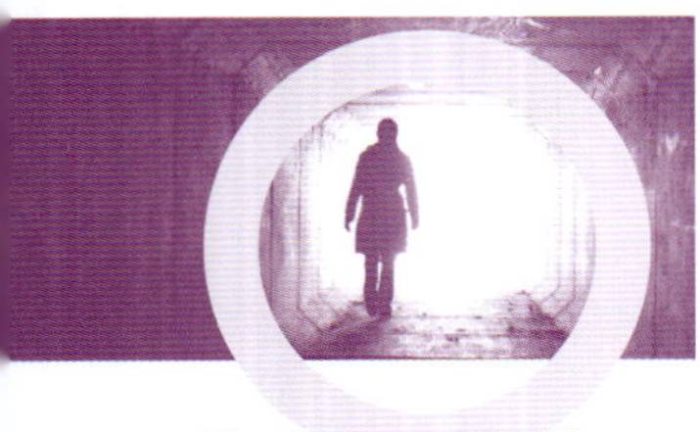

Empfehlenswert ist es, eine Umgebung zu schaffen, die die Wahrscheinlichkeit von Trugbildern verringert. Oftmals helfen da ganz einfache Maßnahmen: Man zieht abends die Vorhänge zu, damit sich in den Fenstern nichts spiegelt. Man schaltet den Fernseher aus, um ein beruhigendes Umfeld zu schaffen, oder man entfernt oder verdeckt Spiegel, damit sich bei einem Blick in diese nicht plötzlich vom Gefühl her noch weitere Personen im Raum befinden.

Kommt es dennoch weiterhin zu Trugbildern, im schlimmsten Fall zu solchen, die massiv Ängste schüren, helfen nur fachgerecht verordnete Medikamente, um die Panikattacken einzudämmen.

Anderland, das Land der ver-rückten Selbstbestimmung

Tun, was einen glücklich macht.

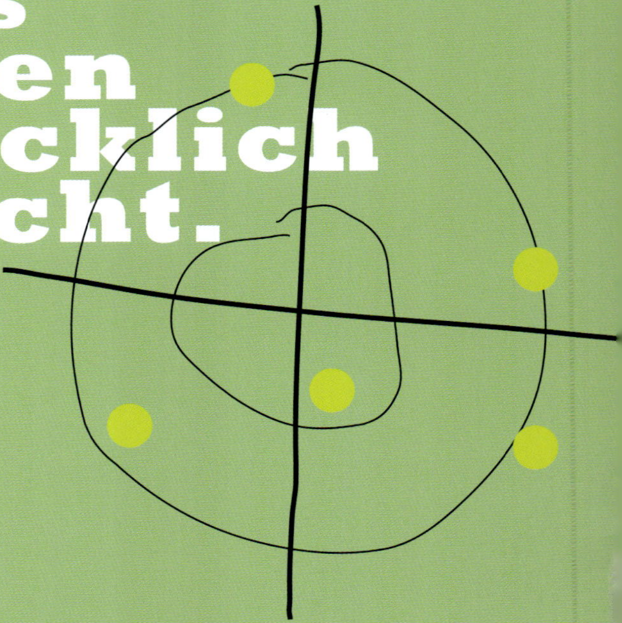

Menschen mit Demenz wirken auf Außenstehende oft verwirrt und hilflos. Was zu einem gewissen Grad auch zutreffen mag, legt man gängige Maßstäbe an. Doch das ist nur bedingt richtig. Erst recht, wenn man versucht, soweit möglich, die Perspektive der Betroffenen einzunehmen. Die sehen das nämlich überhaupt nicht so. Verständlich, denn jeder Mensch möchte natürlich sein eigenes Leben leben, selbst entscheiden und schon gar nicht ständig bevormundet werden.

Das sollte man stets akzeptieren und respektieren. Auch wenn Verhaltensmuster ab und an entgleiten und völlig unvernünftig und verrückt erscheinen: Das Recht auf Selbstbestimmung ist keinem Menschen zu nehmen. Egal, in welchem geistigen Zustand er sich befindet.

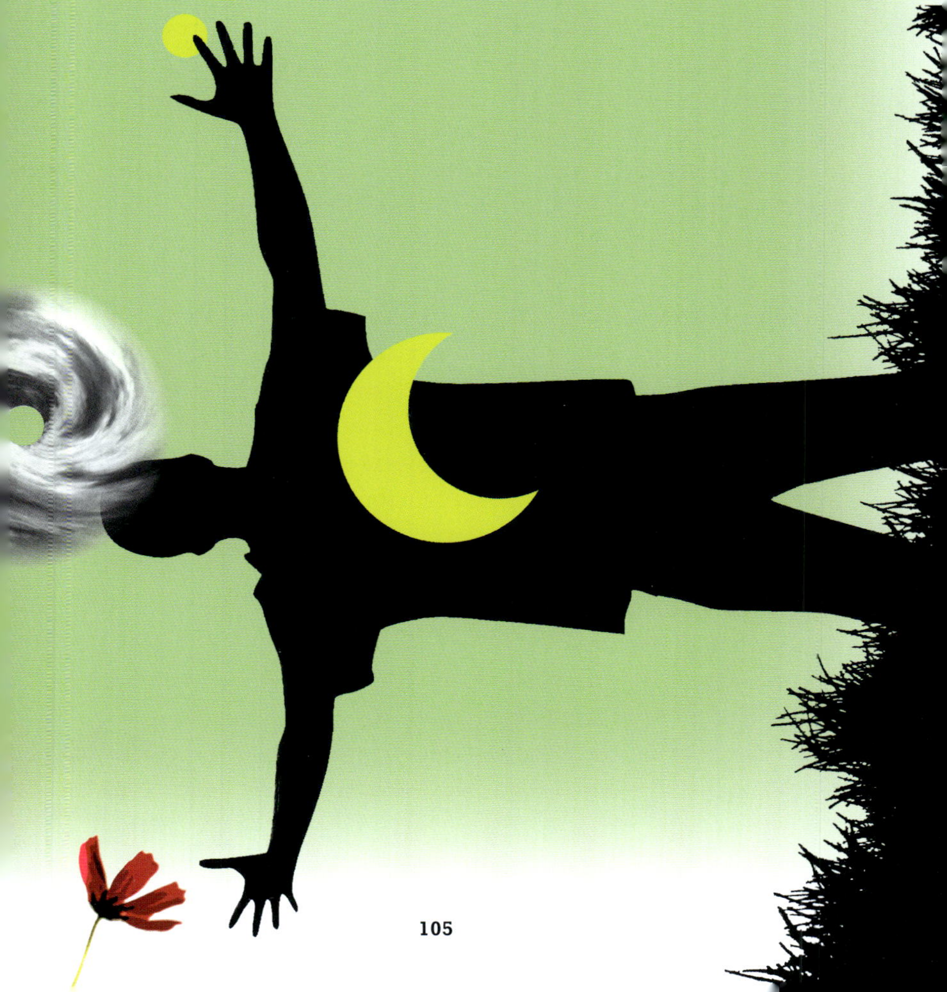

Jeder hat ein Recht auf unvernünftige Selbstbestimmung, solange sie keinem schadet.

✖ **Menschen mit Demenz handeln willentlich.** Und nur weil das, was ein Mensch in seinem mental verwirrten Zustand tut, nicht zielgerichtet, nicht zweckmäßig oder nicht vernünftig ist, darf sein Wille nicht leichtfertig unterbunden oder gar gebrochen werden. Vielmehr sollten die Spielräume für unvernünftiges Verhalten großzügig ausgeweitet und ausgeschöpft werden.

Ist man sich unsicher, wo die Grenzen zu ziehen sind, sollte man sich im Zweifelsfall ein paar ganz elementare Fragen stellen: Ist der Mensch bei seinem Tun zufrieden und wirkt er ausgeglichen? Muss der Betreffende unbedingt kerngesund sterben? Ist es nötig, den Menschen vor Lächerlichkeit zu bewahren? Findet der Mensch noch selbst heraus, dass ihm etwas schlecht bekommt? Trägt sein Tun wesentlich zu seinem Wohlbefinden bei? Und vor allem – und das ist am Ende des Tages die wohl alles entscheidende Frage: Macht es ihn glücklich? Lautet hier die Antwort eindeutig „Ja", erübrigt sich (fast) jede weitere Frage.

✖ **Alles hat seine Grenzen.** So darf auch das Recht auf Selbstbestimmung nur eingeschränkt werden, wenn ein Mensch sich selbst oder andere gefährdet. Dann ist es ein ganz klarer Fall – eigentlich. Denn im Alltag ist keineswegs immer eindeutig und zweifelsfrei zu sagen, wann eine Selbst- oder Fremdgefährdung vorliegt. Klar, wer im Winter sommerlich leicht bekleidet größere Wanderungen unternimmt und dabei Gefahr läuft, sich Erfrierungen zuzuziehen, sollte von derartigen Unternehmungen abgehalten werden. Und wer gerne mit dem Auto durch die Gegend fährt und dabei Gas- und Bremspedal verwechselt, der sollte, nein, der muss sogar daran gehindert werden.

Aber wie steht es zum Beispiel mit der Einnahme von Medikamenten? Muss ein Mensch gezwungen werden, sie zu schlucken, auch wenn er es partout nicht will? Oder sollte eine Frau davon abgehalten werden, die Straße mit dem Staub-

sauger zu reinigen? Darf man einem Mann untersagen, beim Unkrautjäten auch Blumen mit auszureißen?

✖ **In Anderland ist vieles erlaubt,** was in Normalien als gefährlich angesehen wird. Niemand gefährdet sich ernsthaft, wenn er Speisen mit dem Messer zum Mund führt. Niemand stirbt oder vergiftet sich, wenn er mit seinem Kot spielt und ihn gelegentlich probiert. Kein anderer gerät durch nächtliche Hilferufe eines verwirrten Menschen in lebensbedrohliche Situationen. Und kein Autofahrer muss um sein Leben fürchten, wenn er umsichtig fährt und plötzlich wegen eines Menschen, der desorientiert ist, scharf bremsen muss.

✖ **Ein Mensch mit Demenz kann schon mal auf ganz komische Ideen kommen**. Zum Beispiel darauf, einen größeren Betrag von seinem Konto abzuheben, um das Geld dann so zu verstecken, dass es unauffindbar bleibt. Es kann auch passieren, dass er es großzügig spendet oder, obwohl schon weit über achtzig Jahre alt, in eine Partnervermittlung investiert. Logisch, dass die engsten Verwandten oft alles andere als begeistert von solchen Aktionen sind. Zumal sich dadurch wertvolles Kapital, das man vielleicht später noch dringend benötigt hätte, quasi in Luft auflöst. Trotzdem lassen sich derart unberechenbare Unternehmungen erst dann unterbinden, wenn ein Amtsrichter ebenfalls der Meinung ist, dass die Geschäftsfähigkeit des betreffenden Menschen eingeschränkt werden muss. Ob es überhaupt so weit kommen sollte, möge jeder für sich entscheiden. Mit Sicherheit ist es ein gravierender Eingriff in die persönlichen Rechte des Betreffenden und sollte deshalb lieber einmal mehr, als einmal zu wenig überlegt werden.

✖ Der juristische Begriff des **„mutmaßlichen Willens"** gilt im Allgemeinen als Richtwert, wenn ohne Einverständnis im Sinne des Menschen mit Demenz gehandelt wird. Über allem steht dabei die Frage: **Wie hätte der Mensch gehandelt, als er noch im Vollbesitz seiner geistigen Kräfte war?** Hätte er eine größere Summe Geld seinem Karnevalsverein gespendet? Oder wäre er in keinem Fall mit einer lebensverlängernden Operation einverstanden gewesen? Schwer zu sagen und genauso schwer zu entscheiden. Doch zum Glück geht es im Alltag meist um weitaus weniger weitreichende Entscheidungen.

Da stellt sich zum Beispiel die Frage: Hätte der Mensch früher seine Nahrung nur mit den Fingern aufgenommen? Wahrscheinlich nicht. Aber dabei gilt zu bedenken: Jetzt lebt der Mensch ja in Anderland und da herrschen andere Sitten und Gebräuche. Jetzt will er es halt so und deshalb sollte es ihm auch erlaubt sein.

✖ Wie heißt es so treffend: **Des Menschen Wille ist sein Himmelreich.** Und dieser Wille darf nicht ohne Notwendigkeit – sprich ohne triftigen Grund – eingeschränkt werden. Ein in Normalien gültiger Grundsatz, der selbstverständlich auch in Anderland gilt. Mit einem wesentlichen Unterschied:

In Normalien artikuliert der Mensch seinen Willen. **In Anderland muss dagegen der Begleiter erst einmal herausfinden, welchen Willen der Mensch mit Demenz zum Ausdruck bringt.** Ist einem das klar, dann sollte man ihn gewähren lassen und soweit wie möglich unterstützen.

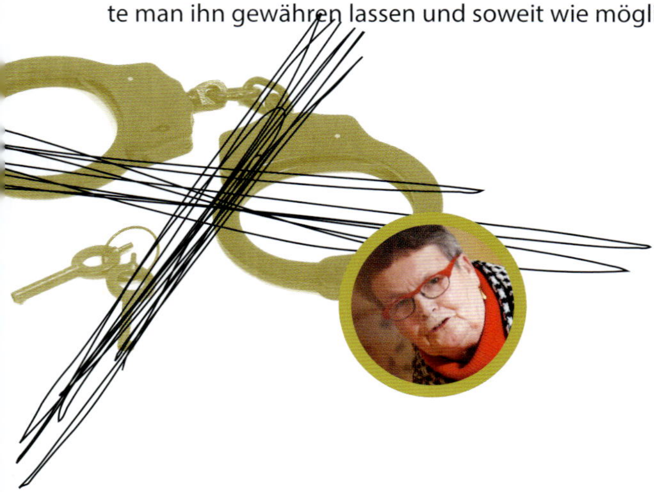

Wiegenfest und Wickelstress

Schon seit einigen Jahren lebte Henriette wohl behütet in einem Seniorenheim. Sie war immer noch eine recht attraktive alte Dame, erstaunlich agil, aber hin und wieder auch etwas eigensinnig und verschroben. Obwohl sie inzwischen im Rollstuhl saß, nahm sie, so gut es ging, regelmäßig am Gemeinschaftsleben teil. Was ihr und damit auch dem Pflegepersonal allerdings mehr und mehr Probleme machte, war ihre zunehmende Inkontinenz.

Ungeachtet dessen stand in Kürze ein bemerkenswertes Ereignis an: Das neunzigste Wiegenfest von Henriette. Für ihre beiden Kinder Anja und Jonas stand fest, dass der anstehende Geburtstag ihrer Mutter etwas ganz Besonderes werden sollte. Mehrfach steckten sie die Köpfe zusammen und kamen dann gemeinsam sehr schnell zu dem Schluss, dass wohl ein kleiner Sektempfang mit anschließendem Mittagstisch in einem nahe gelegenen Hotel genau das Richtige sein würde. Umgehend wurde eine entsprechende Örtlichkeit ausgesucht und gebucht, natürlich barrierefrei und mit behindertengerechtem WC ausgestattet.

Leider war schon die Anreise von Henriette an ihrem Ehrentag mit einigen Problemen verbunden, da sie ausgerechnet an diesem Tag offenbar null Bock hatte, das Heim zu verlassen. Auch der nachdrückliche Hinweis auf ihren Geburtstag brachte zunächst gar nichts. „Na und“, konterte sie, „jeder wird mal älter.“ „Das stimmt“, meinte ihre Tochter Anja „aber du, …du wirst heute n e u n z i g Jahre!!“ Worauf Henriette mit beinahe patzigem Unterton hinzufügte: „Aber nur, weil ich noch nicht gestorben bin!“

Anja kochte innerlich und musste sich echt zusammenreißen, nicht auszurasten, was ihr zum Glück auch gelang. Und so schaffte sie es nach mehreren geduldigen Anläufen, ihre Mutter in Richtung Hotel zu bugsieren. Die Anmerkung ihres Bruders bei ihrer Ankunft verhalf Anjas Laune nicht gerade zu Höhenflügen. „Wo bleibt ihr denn? Ich dachte schon, ihr kommt gar nicht mehr!“ „Halt dich bloß geschlossen, Bruderherz“, zischte Anja zurück, „unsere Mutter hatte mal wieder ihre tollen fünf Minuten…“ „Alles gut, alles gut!“, meinte Jonas darauf beschwichtigend und entschied sich angesichts der leicht angespannten Lage für den diskreten Rückzug.

Inzwischen war auch der Geschäftsführer des Hotels auf der Bildfläche erschienen, um den Ehrengast persönlich in Empfang zu nehmen. „Herzlich willkommen, gnädige Frau, und meinen ganz, ganz herzlichen Glückwunsch", säuselte er, „blendend sehen Sie aus!" Er hauchte Henriette einen Kuss auf die Hand und überreichte ihr einen kleinen Blumenstrauß. Sie war hin und weg, Groll und Unlust waren auf der Stelle verflogen und fortan genoss es die alte Dame sichtlich, im Mittelpunkt zu stehen.

Nach und nach trudelten weitere Gäste ein, Sekt wurde gereicht und auch Henriette bekam zur Feier des Tages ein Gläschen zum Anstoßen. Natürlich mit einer sehr seniorengerechten Mischung, nämlich mit viel Orangensaft und nur einem kleinen Schuss Sekt. Anscheinend war das ganz nach ihrem Geschmack, denn sie orderte bei der aufmerksamen Bedienung immer wieder nach. „Meinst du nicht", meinte Jonas zu seiner Schwester, als seine Mutter das fünfte oder sechste Glas bestellte, „es könnte etwas viel werden mit dem Sekt?!?" „Keine Sorge, Bruderherz", sagte Anja, „habe schon Bescheid gesagt, inzwischen ist es nur noch Orangensaft." „Sehr gut, aber was ist, ich meine, wenn ..." „Du meinst, wenn was in die Hose geht?" Anja konnte ihren Bruder beruhigen: „Für den Fall ist unsere Mutter heute ganz besonders gut eingepackt!" „Ach, Schwesterchen", lobte Jonas erleichtert, „wenn wir dich nicht hätten!" „Tja, da sagst du was!", meinte Anja und wandte sich dann den Gästen zu.

Henriette war inzwischen ganz in ihrem Element, hatte aber auch eine ganz eigene Art entwickelt, sich mit den Geschenken zu beschäftigen. Die Präsente an sich spielten dabei eine eher untergeordnete Rolle, viel interessanter war das Geschenkpapier. Henriette zerrupfte es, formte kleine Kugeln daraus und warf sie schwungvoll durch den Raum. Außerdem wurde ein Blumenbouquet sorgfältig zerlegt und Teile davon anschließend liebevoll in Servietten gerollt. Natürlich ließ man sie gewähren, schließlich gehörte dieser Tag ganz alleine ihr.

Inzwischen war die Zeit fürs Essen gekommen und die Vorspeise wurde gereicht. Worauf Henriette etwas gelangweilt in ihrem Süppchen herumrührte: „Ich mag das nicht! So was gab´s im Krieg jeden Tag, jeden Tag gab es so was, tu das weg … und salzig ist es auch. Tu das weg!"
„Wie du willst, Mutti", Anja schob geduldig den Teller beiseite, „dafür gibt

es gleich einen schönen Auflauf mit leckerem Gemüse, ganz so, wie du es gerne magst!" „Ich will aber lieber noch was trinken!" „Ganz wie du willst, Mutti!"

Der Orangensaft hatte es Henriette heute offenbar besonders angetan, sie bekam ein weiteres Glas, bestellte dann noch eins und auch der einsetzende Schluckauf konnte nicht verhindern, dass sie sich ausdrücklich noch eins wünschte. So kam, was kommen musste. Als Jonas bei seiner Mutter vorbeischaute, um sich zu erkundigen, ob es ihr gut ginge, nahm er deutlich etwas sehr Unangenehmes wahr und rümpfte die Nase. „Ich glaube, es ist passiert", flüsterte er seiner Schwester zu. Kontrollierend beugte sich Anja in Richtung ihrer Mutter und konnte das leider nur bestätigen: Offenbar hatte auch die doppelte Windel der Flut an Orangensaft nicht Stand halten können, denn es roch streng nach Urin. So streng, dass sogar die Bedienung, die gerade die schmutzigen Teller abservierte, gequält lächelte, sich im Weggehen räusperte und sichtlich die Miene verzog.

„Ich glaube, Mutti...", Anja schnappte sich eine bereitstehende Tasche, „ich glaube Mutti, wir müssen mal kurz raus!" „Ich will aber noch nicht nach Hause!", protestierte Henriette, während sie von Anja im Rollstuhl aus dem Raum gefahren wurde. „Ich will nicht nach Hause", wiederholte Henriette. Doch Anja ließ sich nicht beirren: „Wir sind ja auch gleich wieder zurück!" „Das sagst du nur so!" „Nein, Mutti, das sag ich nicht nur so, wir wollen dich nur mal ein bisschen frisch machen." „Ich bin aber frisch." „Aber nicht frisch genug!" Inzwischen hatten die beiden Frauen das behindertengerechte WC erreicht und Anja begann mit versierten Handgriffen, die alten Windeln zu entsorgen, um neue anzulegen." Nicht ohne sich weitere Proteste ihrer Mutter einzuhandeln. „Ja, ja, mit mir kann man es ja machen!", zeterte Henriette: „Mit alten Leuten, da kann man es ja machen! Kommt ihr alle erstmal in mein Alter!"

Anja ignorierte die Kommentare, arbeitete sich zielstrebig vor und schon kurz darauf war die Sache zum Glück erledigt. Auch Henriette gab endlich wieder Ruhe, als sie in den Raum mit den Gästen zurückkehrten. Dort wartete dann noch ein kleines, ganz besonderes Highlight auf das Geburtstagskind: Der Herr Oberbürgermeister war vor Ort erschienen, um der alten Dame persönlich zu gratulieren. Mit ein paar ganz persönlichen

Worten. So persönlich, dass er sie in dieser Woche bestimmt an anderer Stelle noch mehrfach einsetzen würde. Aber das spielte in dem Zusammenhang überhaupt keine Rolle. Denn die Worte taten ihre beabsichtigte Wirkung: Der Stress mit dem Windelwechsel gehörte endgültig der Vergangenheit an, Henriette strahlte und war glücklich.

Erst recht, als anschließend noch eine große Geburtstagstorte mit unzähligen brennenden Wunderkerzen hereingetragen wurde. „Oh Tannenbaum, oh Tannenbaum…" begann Henriette zu summen, wurde dann aber von einem kräftigen „Happy birthday to you!!" aller anwesenden Gäste überstimmt. Derweil begann Henriette damit, Teile des zerrupften Blumenbouquets mit kleinen Sahneklecksen der Geburtstagstorte zu verzieren. **Das war nicht im Sinne des Erfinders, aber es sah auf gewisse Art ziemlich interessant aus.**

Nicht ganz richtig

**Tu einfach, was ich will,
ich will, ich will, ich will.
Ich kann, ich kann, ich kann,
gleich fang ich damit an.
Ich darf, ich darf, ich darf das nicht?
Steh ich hier etwa vor Gericht?
Was ich mach´, ist nicht ganz richtig?
Na und? Ist das so wichtig?
Dir passt nicht, was ich tu?
Dann lass mich doch in Ruh!**

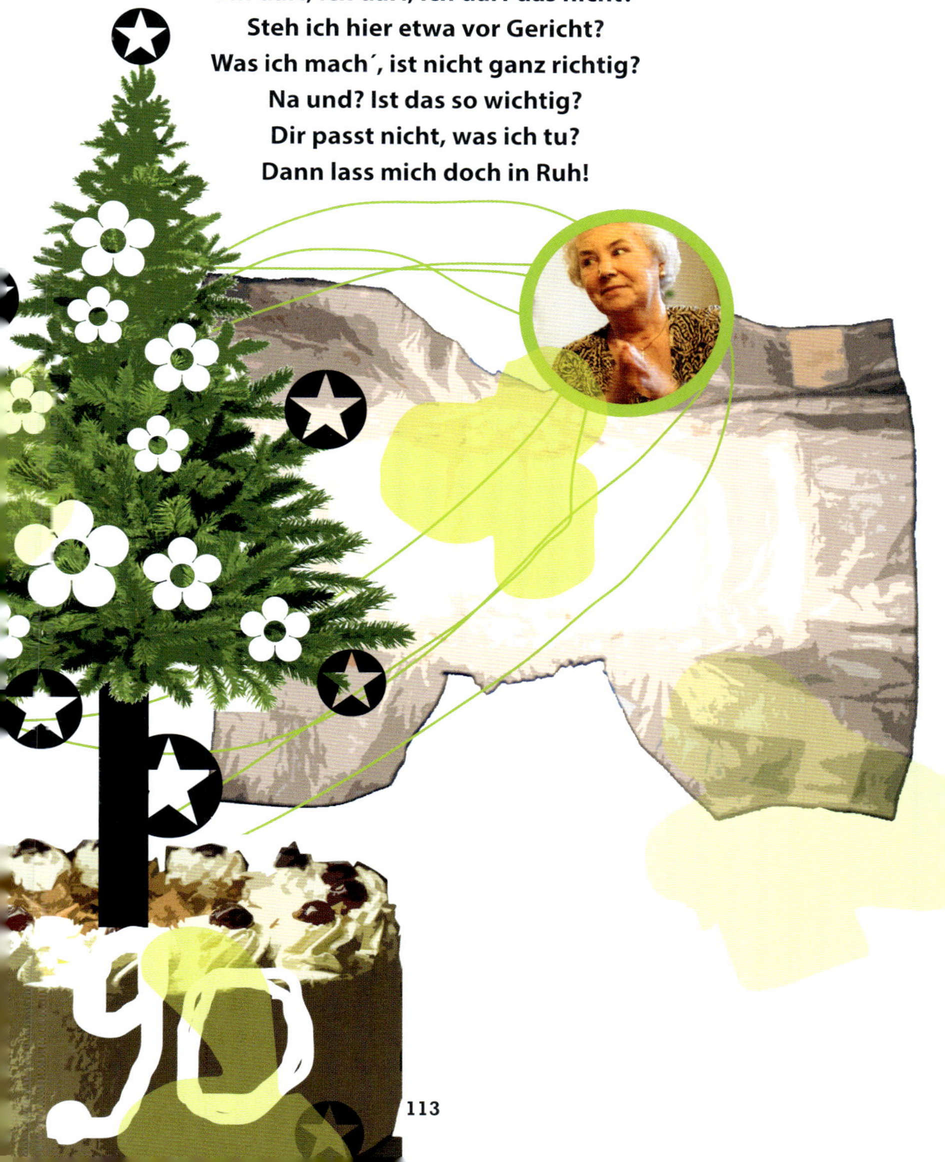

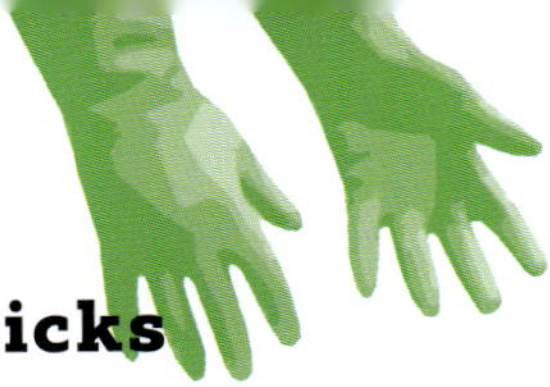

Tipps und Tricks

✖ **Menschen mit Demenz haben einen ausgeprägten Willen.** Wenn sie nicht wollen, dann wollen sie nicht. Zum Beispiel wollen sie sich nicht waschen, sich nicht die Zähne putzen oder die Nägel schneiden lassen. Und auch ein Handtuch, das derjenige gerade fest im Griff hat, kann zum Objekt der Begierde werden, welches man partout nicht hergeben will. Da hilft kein Flehen oder Bitten, ganz zu Schweigen von vernünftigen Erklärungen oder überzogenen Versprechungen.

Am besten, man lässt einen Menschen mit Demenz gewähren und wartet ab. Dann ergibt sich vielleicht eine günstige Gelegenheit, um das Handtuch zu entfernen. Und mit etwas Geduld erwischt man dann auch den Zeitpunkt, an dem derjenige bereit ist, sich endlich waschen zu lassen.

✖ **Die Zauberformel lautet: Sich und den Menschen Zeit lassen.** Klar kostet das Nerven, aber es bringt das Vorhaben voran. Langsam, aber sicher. Auch wichtig: Zeigen Sie dem Menschen mit Demenz, was er tun soll. Zum Beispiel mit Seife und Handtuch, benutzen Sie dabei aber niemals zu viele Utensilien auf einmal. Greift der- oder diejenige nach Seife oder Handtuch, nutzen Sie die Chance, um beim Waschen zu helfen.

✖ Manchmal wird man nicht umhin können, **gegen den Willen des Menschen mit Demenz zu handeln.** Wenn sich jemand drei oder vier Tage nicht waschen lässt, ist das vertretbar. Er riecht zwar nach Schweiß, aber das ist weder ungesund noch gefährlich. Bei Inkontinenz sieht die Sache schon anders aus. Niemand sollte stundenlang in seinem Kot und Urin liegen. Was dann?

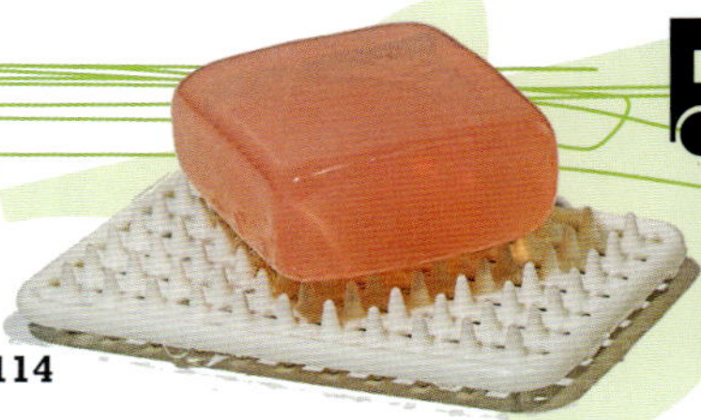

Es gelten folgende Grundsätze und Verhaltensregeln:

1. Bevor Sie mit dem Waschen beginnen, versetzen Sie sich in die Rolle eines Täters. „Ich werde dem Menschen nichts Gutes tun, sondern gegen seinen Willen handeln." Bin ich dazu bereit? Bin ich ruhig? Werde ich die zu erwartende Abwehr ertragen?

2. Erklären Sie nicht lange, was Sie tun werden, sondern fangen Sie beherzt an. Der Mensch wird sich wahrscheinlich wehren, was er natürlich darf, wenn er angegriffen wird. Sagen Sie lieber nichts, auch nicht: „Sei lieb. Ich bin sofort fertig. Tut nicht weh." Verkneifen Sie sich auch Anmerkungen wie „Du kannst doch nicht so liegen bleiben. Nachher geht es dir besser. Ich beeile mich." Tröstende Worte sind hier leider fehl am Platze.

Sollte die Abwehr sehr groß sein, nicht selten verbunden mit Kneifen und Schlagen, versuchen Sie sich zu schützen. Geben Sie dem Menschen etwas in die Hand oder halten Sie ein Kissen zwischen sich und ihn, um die Aggression einzudämmen. Falls gar nichts mehr geht, holen Sie sich im Extremfall Verstärkung und bewältigen Sie die Aufgabe zu zweit.

3. Weil die ganze Aktion ja für beide Seiten sehr anstrengend ist, muss sie nicht unbedingt in einem Rutsch erledigt werden. Gönnen Sie sich und dem Menschen mit Demenz zwischendurch ab und an ruhig mal eine Erholungspause.

4. Wenn Sie mit dem Waschen fertig sind, nehmen Sie sich eine kleine Auszeit, um sich wieder in Balance zu bringen und zur Ruhe zu kommen. Sie können Ihre Erregung auch ablaufen oder sich jemandem anvertrauen, mit dem Sie offen reden können. Das erleichtert.

5. Vergessen Sie nicht, sich wieder mit dem Menschen, gegen dessen Willen Sie gehandelt haben, zu versöhnen. Machen Sie ihm eine Freude. Mit einer Süßigkeit oder mit einer Kleinigkeit, von der Sie wissen, dass sie ihm besonders gefällt.

✖ Wer bei einem Menschen mit Demenz wirklich etwas erreichen will, sollte sich grundsätzlich von einem Wunsch verabschieden: Dass immer und überall alles hundertprozentig nach Plan läuft. **Kompromissbereitschaft und Geduld sind hier der Schlüssel zum Erfolg.**

Hat man den Menschen zum Beispiel dazu gebracht, sich beim Ankleiden helfen zu lassen, weil ein Arzttermin ansteht, heißt das noch lange nicht, dass er auch freiwillig ins Auto einsteigen wird. Es kann durchaus sein, dass er sich mit Händen und Füßen dagegen wehrt. Falsch wäre, seine Aggression mit Gegenaggression zu beantworten. Auch hier gilt es, Ruhe zu bewahren, die Zeit für sich arbeiten zu lassen und sich zu vergegenwärtigen, dass der Arzttermin dann eben etwas später stattfinden wird. Was ja auch kein Beinbruch ist.

✖ **Ein Mensch, der nicht tun darf, was er will,** hat natürlich das Recht, auf denjenigen böse zu sein, der dafür verantwortlich ist. Erwarten Sie also kein Verständnis, wenn er dahinterkommt, dass Sie sein Auto für ihn unauffindbar irgendwo geparkt haben. Er wird mit Sicherheit verzweifelt und wütend reagieren und letztendlich total niedergeschlagen sein. Das ist normal. Versuchen Sie ihn zu beruhigen und zeigen Sie ihm klar und deutlich, dass Sie seine Wut nachvollziehen können. Das Auto bleibt natürlich außerhalb seiner Sichtweite.

✖ Wenn Sie einen Menschen mit Demenz alleine in der Wohnung zurücklassen, weil Sie ihn nicht mehr ertragen können, rechnen Sie damit, dass er Ihnen das übel nehmen wird. Und falls Sie ihn in einer Tagespflege unterbringen, stellen Sie sich darauf ein, dass er schmollen oder schimpfen wird, wenn er wieder nach Hause zurückkommt. Das ist sein gutes Recht, denn Sie haben an sich und nicht an ihn gedacht. Beides ist legitim: **Sie sorgen für sich und er darf sich über Sie ärgern.**

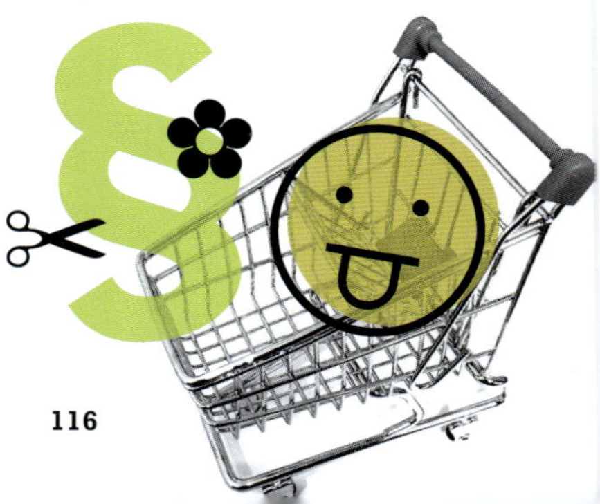

Anderland, das Land des Genießens

Vom schönen Recht, sich verwöhnen zu lassen.

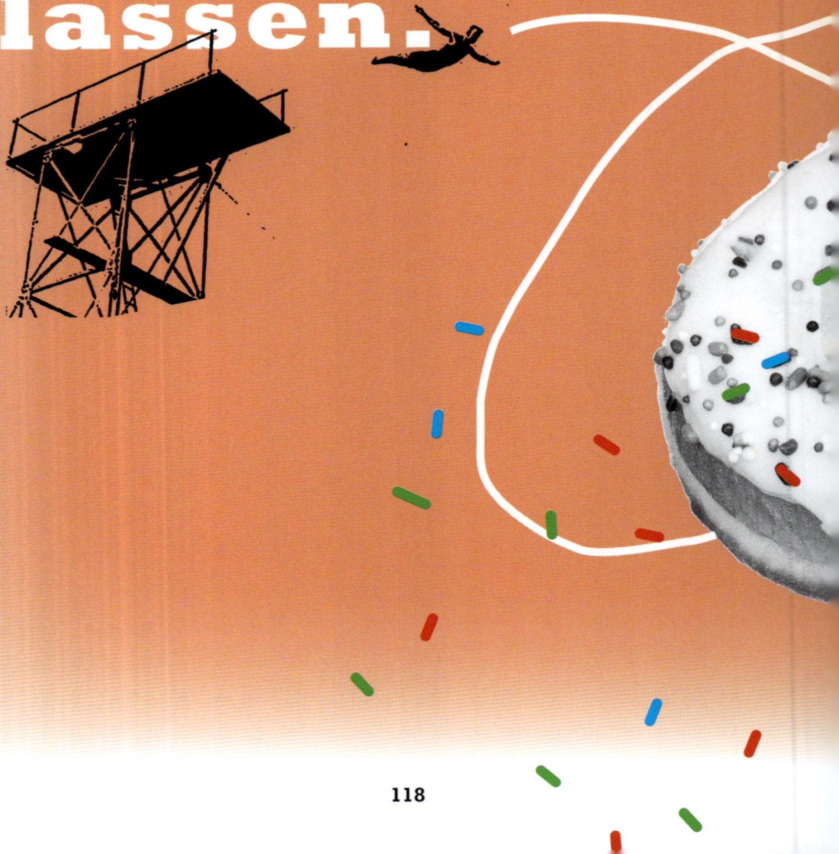

So wie Katzen schnurren, wenn sie gestreichelt werden, oder Kinder glücklich strahlen, wenn sie sich geborgen fühlen, so genießen erwachsene Menschen, deren Verstand ihnen keine Barrieren mehr auferlegt, Nähe und sinnliche Zuwendung in jeglicher Form. Streicheleinheiten werden gewissermaßen zum Balsam für die Seele und nichts spricht mehr dagegen, sich uneingeschränkt verwöhnen zu lassen.

Das, was man sich unter Umständen ein Leben lang versagt hat, kann man nun wieder wie ein Kind genießen. Und man darf auch ruhig mit seinem Handeln oder Tun mal aus der Rolle fallen. Ganz ohne Wenn und Aber. Wenn man ehrlich ist, eigentlich ein beneidenswerter Zustand, oder?

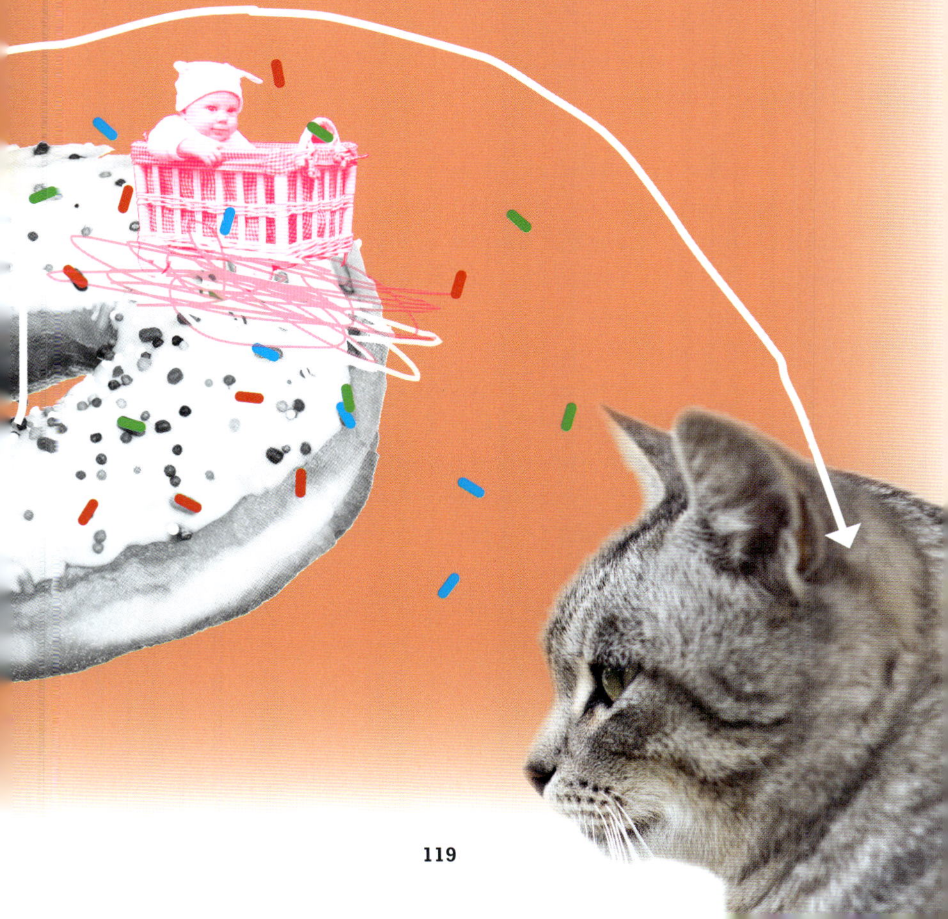

Wohlfühlen statt Wohlverhalten

✖ **Zweifellos könnte Dionysos der Schutzpatron der Menschen mit Demenz sein.** Denn er war ein Freund des Weines, der Freude, des Spieles und, zugegebenermaßen, auch ein Gott der Extreme, der Ekstase und des Wahnsinns. So steht das dionysische Lebensprinzip für das Fantastische und Triebhafte, für das Traumhafte und Poetische, aber auch für das Spielerische, das Kindhafte und Zweckfreie. In Anderland dominiert die Welt der Sinne. Zärtlichkeit und Liebhaben, Sinnlichkeit und Gefühl spielen eine sehr wichtige Rolle.

✖ In Normalien dagegen herrscht mehr das apollinische Lebensprinzip. **Worauf es hier ankommt, wird vom Kopf bestimmt.** Was zählt, ist das Nützliche, das Verwertbare, das Zweckmäßige und Funktionale. Die Welt ist in jeder Hinsicht plan- und berechenbar. Rationale Maßstäbe garantieren, dass man immer und überall alles fest im Griff hat. So zumindest in der Idealvorstellung.

✖ Menschen in Anderland haben relativ wenig mit dem apollinischen Prinzip am Hut, zumal sie sich meist zunehmend davon entfernen. **Für sie zählt mehr und mehr der Genuss im Leben.** Und so ist es für sie auch weitaus schöner, mit einem duftenden Kaffee und frischen Buttercroissants wach geküsst zu werden, als mit einer Batterie von sachlichen Fragen wie etwa „Hast du gut geschlafen? Stehst du auf? Soll ich dich waschen? Musst du zur Toilette?" in den Tag geschickt zu werden.

✖ **Die Menschen in Anderland halten sich an keine Uhrzeiten,** denn sie ticken anders. Es herrschen Erlebnis- und Ereigniszeiten. Ein chronologisches Kontinuum existiert dagegen überhaupt nicht mehr. So ver-rücken die Menschen die Zeiten in ihrem Leben, tauschen, verkehren und verwechseln sie, ganz egal, ob es eben, gestern oder vor vielen Jahren war. Manches passiert jetzt und oft passiert es immer wieder. Sie können Kind, Erwachsener oder Greis sein, manchmal sogar alles gleichzeitig. So können sie die Zeit genießen.

✖ **Die Menschen in Anderland wollen essen, lachen, weinen,** sie wollen wandern, rufen, singen, spielen, aber auch bestimmen, trauern oder arbeiten. Und zwar, wann immer ihnen danach ist. Zeitliche Zwänge existieren nicht, sie agieren stets frei und unbeherrscht.

Wenn ein Mensch mit Demenz zum Beispiel Angst hat, dann nimmt er sich Zeit dafür, ganz egal, ob es passt oder nicht. Das kann jederzeit passieren, natürlich auch kurz vor dem Mittagessen. Der Mensch aus Normalien denkt sich dann, diese Angst ist jetzt völlig fehl am Platze, weil es ja gleich Essen gibt. Andererseits meint er es natürlich gut mit dem ängstlichen Menschen. Also verspricht er ihm, sich später Zeit für ihn und seine Angst zu nehmen. Dann ist es aber zu spät. Denn der Mensch hat ja jetzt Angst – und nicht später.

✖ In Anderland müssen die apollinischen Fähigkeiten nicht mehr gestützt und gefördert werden. Denn da kann man machen, was man will, sie und das damit verbundene streng logische Denkvermögen gehen unweigerlich verloren.

Stattdessen sollte man **die dionysischen, die lustvollen und spielerischen Fähigkeiten unterstützen.** Niemand muss unnötigerweise und gezwungenermaßen aus dem Bett geholt werden. Auch das Bett kann zum angenehmen Lebensraum werden, gestaltet mit vielen Dingen, die dem Menschen Vergnügen bereiten.

✖ **Viele Kleinigkeiten,** die das Leben für einen Menschen mit Demenz ein bisschen lebenswerter machen, sollten erlaubt sein. Speisen können mit süßen Geschmacksverstärkern angereichert werden und die Nachspeise darf auch ruhig mal zum Hauptgang werden. Blumen in der Vase oder Zimmerpflanzen dürfen gepflückt werden. Und was spricht dagegen, wenn ein Mensch mit Demenz Puppen im Kinderwagen spazieren fährt oder wenn er sich schwungvoll im Kreise dreht, weil ihm nach Tanzen zumute ist?

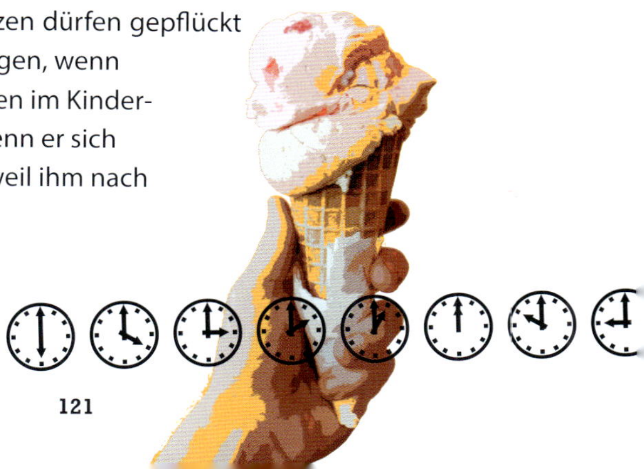

✖ **Ja, man darf die Menschen in Anderland hemmungslos verwöhnen.** Und man muss sich dabei überhaupt keine Sorgen machen, dass sie schneller abbauen, wenn man ihnen die lästigen Dinge abnimmt. **Denn traurige Tatsache ist nun mal: Sie bauen auf jeden Fall und unvermeidbar ab.** Man muss auch keine Bedenken haben, dass sie sich zu Egoisten entwickeln, wenn man ihren Wünschen nachgibt. Sie werden am Ende so oder so rücksichtslos Ich-bezogen sein.

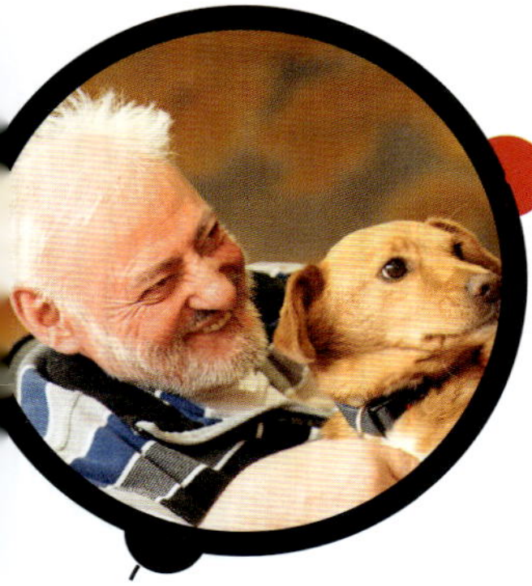

Freiheitsdrang und illegale Apfelernte

So ein richtiges kleines Schlitzohr – das ist Herr Heinz eigentlich schon immer gewesen. Und seine Freiheit, ja, die ging ihm schon in jungen Jahren über alles. Stets den Schalk im Nacken, hatte er mit seinen Freuden lieber einmal mehr als zu wenig einen draufgemacht und eine Spritztour mit dem ersten eigenen Moped war ihm wesentlich wichtiger gewesen als das Pauken von Vokabeln fürs anstehende Abitur. Das er trotzdem mit einer durchaus akzeptablen Note abschloss.

Sein Interesse an der Damenwelt war immens und wuchs beständig. Und auch die Damenwelt war keineswegs abgeneigt. Nicht etwa, weil er so gut aussah, nein, ein Schönling war er beileibe nie gewesen. Aber er verstand es eben, die Herzen im Sturm zu erobern. Unzählige Affären hatte er gehabt, nie etwas richtig ernstes. Bis er Sigrid kennenlernte, die Frau fürs Leben, seine Glücksfee, wie er sie selber immer nannte.

Mit Sigrid gründete er eine Familie, sie bekamen eine gesunde Tochter, bauten sich etwas auf, unternahmen Reisen und waren quasi unzertrennlich. Dann passierte es wie aus heiterem Himmel. Vor gut fünf Jahren, nach fast sechzig Jahren Ehe, hatte ihn Sigrid nach kurzer, schwerer Krankheit plötzlich und unerwartet für immer verlassen. Für Herrn Heinz ein echter Schicksalsschlag und seine Tochter machte sich ernsthaft Sorgen um ihren Vater. Doch der steckte den Verlust recht gut weg. Zumindest in der ersten Zeit. Aber er wurde natürlich auch nicht jünger. Alles ging zunehmend ein bisschen langsamer, ab und an vergaß er auch etwas und die Haushaltsführung fiel ihm zunehmend schwerer. Natürlich versuchte seine Tochter, ihn tatkräftig zu unterstützen, so gut es eben ging. Doch Herr Heinz machte immer öfter nur noch das, was er wollte oder was im gerade in den Sinn kam. Hatte er keine Lust, sich zu waschen, dann ließ er es eben bleiben. Jeden Tag rasieren? Wozu? Was seine Ernährung anging, bestand die in der Hauptsache aus dem, was er am meisten liebte: Süßigkeiten. Wenn es regnete, marschierte er schon mal ohne Jacke und Schirm los und den Schmuck seiner Frau, den verschenkte er eines Tages großzügig an einige Damen in der Nachbarschaft. Seine Tochter hätte ihn selbstver-

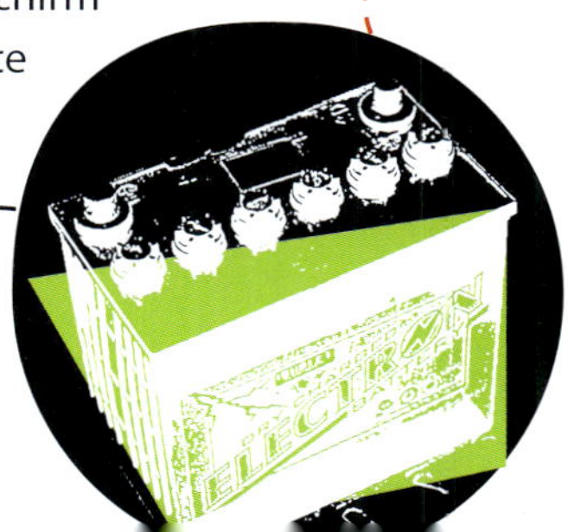

ständlich gerne im Auge behalten, um ihn regelmäßig mit vernünftigen Mahlzeiten zu versorgen und Aktionen wie die mit dem Schmuck zu verhindern. Doch sie hatte ja selber einen Job und Familie und so war es zeitweise richtig stressig, alles unter einen Hut zu bringen. Bis ihr eine Bekannte eher zufällig von der Möglichkeit der Tagespflege erzählte. Tagespflege, das bedeutete: Ihr Vater würde in der Früh von einem Kleinbus abgeholt, wäre über Tag bestens versorgt und beschäftigt und würde nach geregeltem Tagesablauf am Abend wieder in sein häusliches Umfeld zurückkehren. Das war es doch! „Mach dir mal nicht zu viel Hoffnung, das du so schnell was findest", dämpfte die Bekannte die Erwartungen ihrer Freundin. Und in der Tat dauerte es noch einige Wochen, bis die Tochter für Herrn Heinz endlich etwas Passendes gefunden hatte. Aber das passte dann auch wirklich wie die Faust aufs Auge.

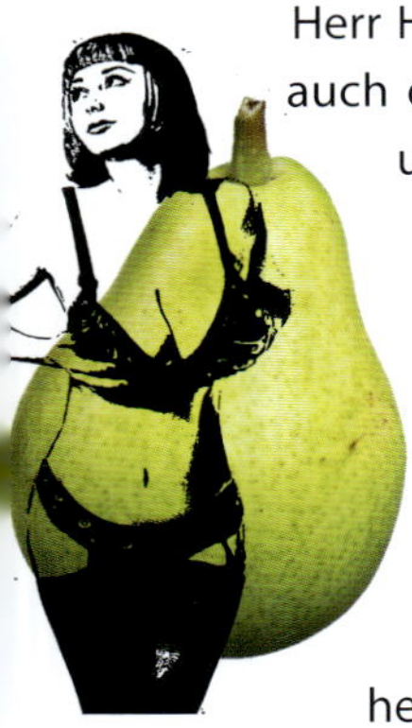

Herr Heinz blühte in dem neuen Umfeld so richtig auf, zumal er dort auch die eine oder andere Dame vorfand, mit der er sich angeregt unterhalten konnte und der er, charmant wie in jungen Jahren, den Hof machen konnte. Er geizte dabei nicht mit Komplimenten und vergab diese, da er inzwischen doch recht vergesslich geworden war, innerhalb weniger Minuten mehrfach. Was nicht schlimm war, da es den angesprochenen Damen, die er ab und an auch miteinander verwechselte, sehr schmeichelte.

Manchmal allerdings, da bahnte sich auch sein alter Freiheitsdrang wieder den Weg an die Oberfläche, wie letzte Woche zum Beispiel. Es war so kurz nach dem Mittagessen, da hatte Herr Heinz plötzlich das Gefühl, er müsse mal raus, einfach so. Keine großartige Sache, nur eben mal ein bisschen Freiheitsluft schnuppern. Und weil er sich im Garten der Anlage ganz gut auskannte, wusste er: Da gab es auch ein kleines Gartentor, das meist unverschlossen blieb. Wo es sich genau befand? Er war sich nicht ganz sicher. Aber wer suchet, der findet ja bekanntlich. Und sieh an, da war es ja! Was folgte, war ein kleiner Spaziergang, der ihn auch an den Auslagen eines nahegelegenen Obstladens vorbeiführte. Besonders die Äpfel sahen heute überaus einladend aus, knackig und reif – und vor allem, wie die dufteten! Da musste man doch einfach mal zugreifen.

Gespielt gleichgültig und etwas zittrig, aber trotzdem zügig, ließ Herr Heinz einen Apfel in seiner Jackentasche verschwinden. Den allerschönsten übrigens, wie er fand. Um das Kind beim Namen zu nennen: Herr Heinz klaute klammheimlich einen Apfel. Und er freute sich im wahrsten Sinne des Wortes diebisch über die illegal geerntete Beute. Beherzt biss er hinein. Und in der Tat: Der Apfel schmeckte fantastisch. Nach kurzer Zeit war nur noch das Kerngehäuse übrig. Und wohin jetzt damit? Ein Briefkasten ganz in der Nähe erschien ihm dafür überaus geeignet. Dass auf dem Briefkasten „Praxis Dr. Weber" stand, beeindruckte ihn überhaupt nicht und hielt ihn auch nicht davon ab, das Kerngehäuse, schwuppdiwupp, darin verschwinden zu lassen. Herr Heinz entschloss sich kurzerhand, auf seine Entsorgungsaktion mit einem Klingelmännchen aufmerksam zu machen, um seine Postwurfsendung anzukündigen. „Ja, bitte, Sie wünschen", schnarrte es aus der Gegensprechanlage, während Herr Heinz bereits das Weite suchte.

Kopfschüttelnd blickte die Arzthelferin auf das Bild, das die Überwachungskamera lieferte: Es zeigte einen älteren Herrn, der sehr in Eile war und behände wie eine Fledermaus davonflattert. Für einen Moment hatte Herr Heinz sogar seine Arthrose völlig vergessen.

Herr Heinz machte sich auf den Rückweg, oder zumindest auf das, was er dafür hielt. Er wusste genau, da hinten, da ging es wieder links ab … oder war es rechtsherum gewesen? Eine ganze Weile irrte er ziemlich hilflos durch die Gegend. Ja, der Kiosk an der Ecke, der kam ihm sehr bekannt vor. Aber woher kam plötzlich dieses graue Haus daneben? Ein bisschen mulmig war ihm inzwischen schon zumute, aber das legte sich schnell wieder. Erst recht, als ihm eine sehr attraktive Blondine entgegenkam, die ihm im Vorübergehen ein freundliches Lächeln zu warf. Das mobilisierte neue Kräfte in dem alten Casanova und so fand Herr Heinz nach mehreren Blockumrundungen auf geheimnisvolle Weise tatsächlich wieder zur Tagespflege zurück. Glück gehabt, wie schon so oft.

„Herr Heinz", rief die Betreuerin, als sie ihn im Garten entdeckte. Natürlich hatte sie ihn schon vermisst, wusste aber auch, dass er es liebte, sich zum Beispiel im Garten oder der Garderobe zum Aufenthaltsraum zu verstecken, um dort gefunden zu werden. Erleichtert fuhr die Betreuerin fort: „Da sind Sie ja, Herr Heinz! Wo stecken Sie denn?" „Hier!" antwortete er kurz und bündig. „Ich habe Sie schon überall gesucht!" „Stimmt nicht!" gab er zurück, „sonst hätten Sie mich ja gefunden." Da war was dran. „Jetzt legen sie sich erstmal ein bisschen hin!" Ein Vorschlag, der Herrn Heinz sehr entgegenkam, denn sein kleiner außerplanmäßiger Ausflug hatte ihn doch ganz schön angestrengt. Und so schlief er ein und holte selig sein Mittagsschläfchen nach.

Ob er dabei von reifen Äpfeln, knackigen Birnen oder saftigen Pfirsichen geträumt hat, ist bis zum heutigen Tage ungeklärt.

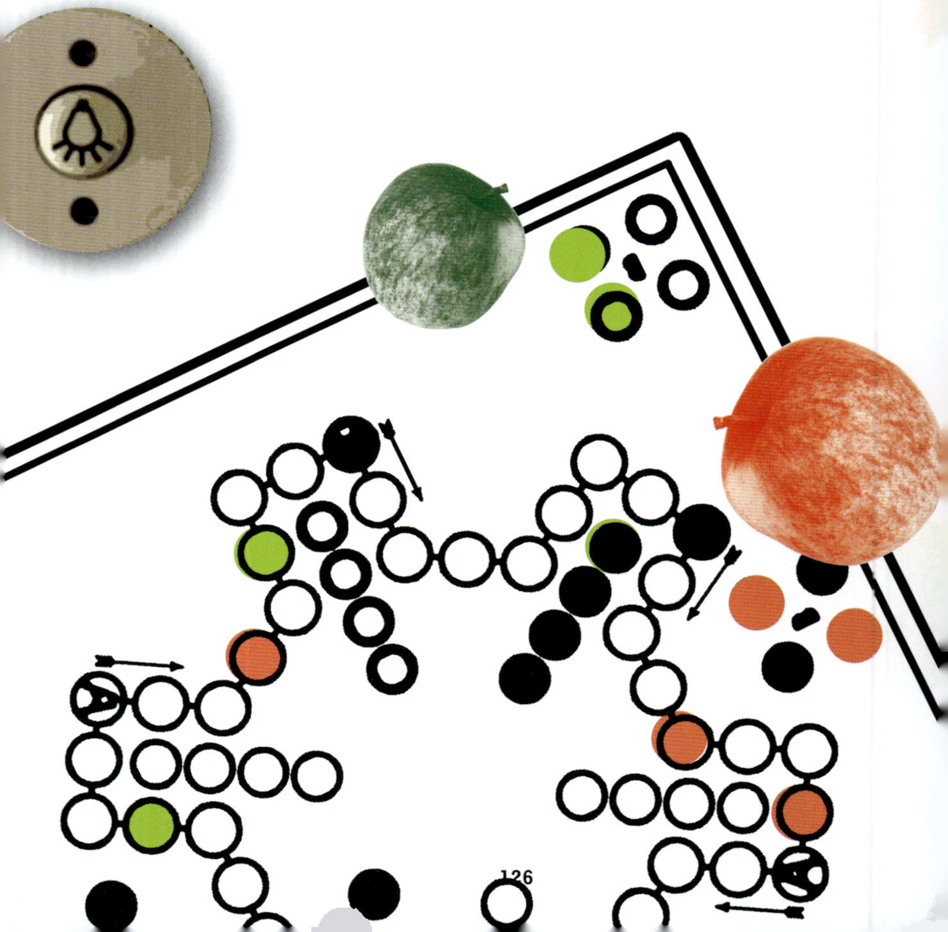

Bäckchen im Jäckchen

Schöne rote Bäckchen,
kullern in mein Jäckchen,
hüpfen in die Tasche,
bis ich sie vernasche.

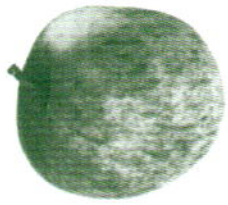

Spucke Kerne, spuck sie gerne
aus dem Häuschen, wie ein Mäuschen,
lass sie ganz flink verschwinden,
nicht mehr zu finden.

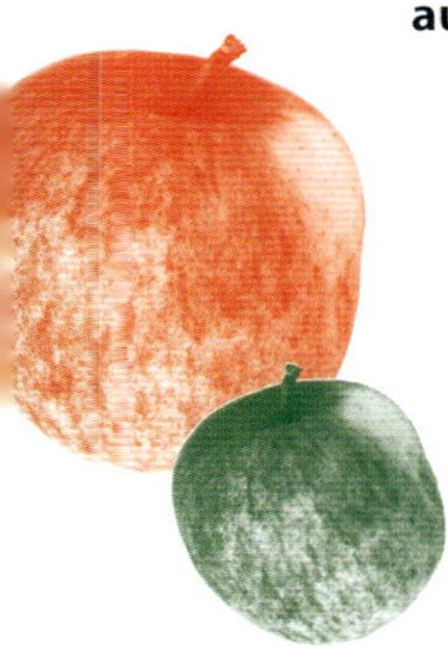

Drück die Klingel,
klingel, klingel,
ach du Schreck,
nix wie weg!

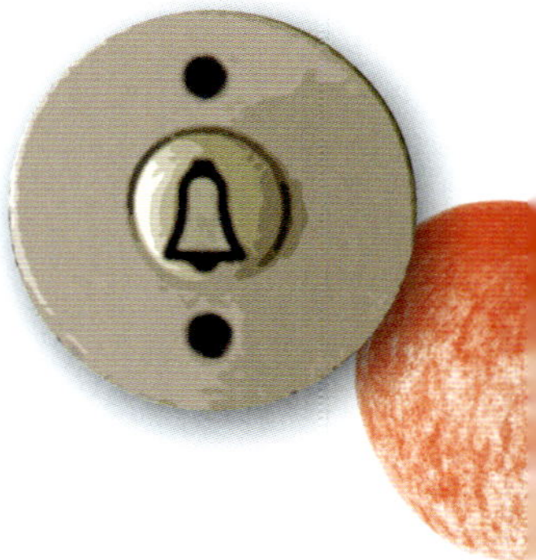

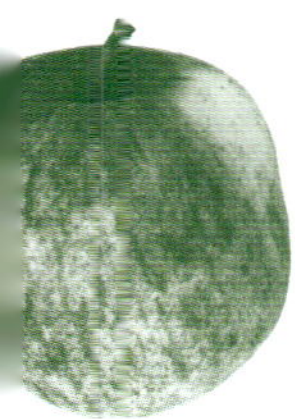

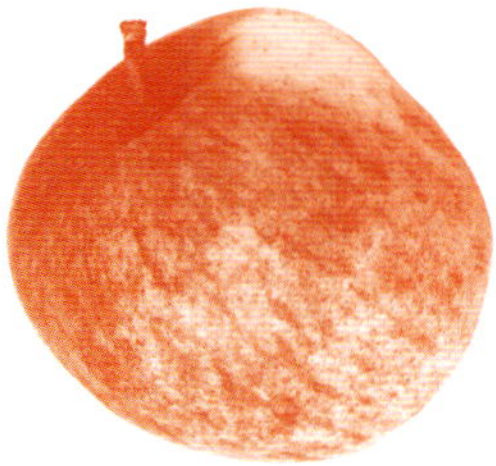

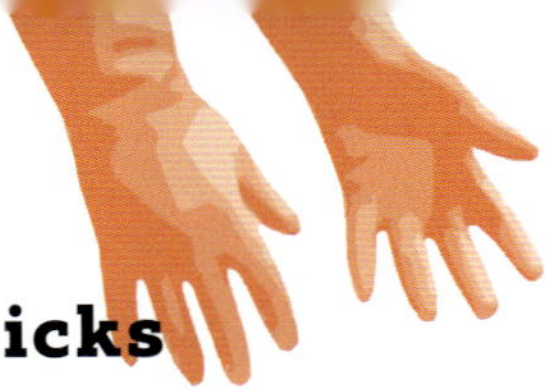

Tipps und Tricks

✖ **Es heißt, dass man Menschen mit Demenz nicht wie kleine Kinder behandeln soll.** Das ist grundsätzlich richtig. Dennoch sollte man dem Kind, das in dem Menschen wieder zum Vorschein kommt, entgegenkommen. Kinder fühlen sich am besten, wenn man sie lieb hat. Eine schlichte Wahrheit, die auch für Menschen mit Demenz zutrifft.

✖ **Kindern, die man liebt, kann man fast alles verzeihen.** Sie dürfen weinen, schreien, trotzig und bockig sein, sie dürfen alles sofort haben wollen, betteln oder quengeln. Trotzdem bleibt man nachsichtig und verständnisvoll, man nimmt Rücksicht und findet hier und da sogar eine passende Ausrede.

Bei aller Liebe kann man natürlich auch nicht alles durchgehen lassen, denn ein Kind kann am Morgen ein Engel sein und am Abend zum kleinen Teufel werden. Kinder brauchen verständnisvolle Eltern, die ihnen Geborgenheit, Wärme, Nähe und Zärtlichkeit geben. Genauso verhält es sich bei Menschen mit Demenz. Sie sind auf Personen angewiesen, die ihnen nicht immer, aber in Situationen der Hilflosigkeit verlässlich Halt und Sicherheit geben.

✖ Der entscheidende Unterschied zu Kindern besteht darin, dass man die **Selbstständigkeit der Menschen mit Demenz nicht mehr fördern kann.** All die Kompetenzen und Fähigkeiten, die sie als Erwachsene besaßen, um im apollinischen System reibungslos zu funktionieren, gehen unwiederbringlich verloren. Gefühle und eine hemmungslose Ich-Bezogenheit gewinnen die Oberhand, es entwickelt sich mehr und mehr ein Leben nach Lust und Laune. Ein nicht umkehrbarer Prozess, den man erst mal akzeptieren muss.

✖ **Es ist gar nicht so schwer, einen Menschen mit Demenz nach Herzenslust zu verwöhnen.** Die meisten lieben Süßigkeiten wie Pralinen oder Schokolade, aber auch süße Säfte. Letztere sind besonders hilfreich, wenn jemand keinen Durst hat. Im Falle von Diabetes sollte man natürlich den

Blutzuckerwert im Auge behalten und entsprechend geeignete Produkte einkaufen. Und auch sonst ist es im Prinzip ganz einfach, eine kleine Freude zu bereiten. Mit Musik, Liedern, Gedichten, mit Tieren, Blumen, Stoffen oder auch einem Spielzeug.

✖ Da **Sinnlichkeit** bei einem Menschen mit Demenz eine immer größere Rolle spielt, verfehlen Düfte und Wohlgerüche ganz selten ihre Wirkung. Ein richtig ausgewähltes Parfüm wirkt wahre Wunder und, so eigentümlich es auch klingen mag, sogar der Duft von warmem Motoröl kann bei dem einen oder anderen für entspanntes und zufriedenes Lächeln sorgen.

✖ **Bescheren Sie magische Momente, indem Sie etwas zaubern.** Dabei müssen Sie nicht der große Houdini sein, auch bei simplen Tricks kommt Freude auf. Legen Sie ein Tuch über den Teller und lassen Sie die Speise mit einem „Simsalabim“ zum Vorschein kommen.

Probieren Sie Clownerien aus, blasen Sie Luftballons auf oder lassen Sie Brausepulver in der Hand sprudeln. Unübertroffen sind die Möglichkeiten der körperlichen Nähe, weil sie Gefühl pur transportieren: Tanzen, Wiegen, Streicheln, Kuscheln und Küssen.

✖ **Und seien Sie mutig.** Sie machen sich nicht lächerlich, wenn Sie dem Menschen spielerisch, zärtlich oder verzaubernd begegnen, sondern bescheren ihm das, was er braucht: **Ein paar glückliche Momente.**

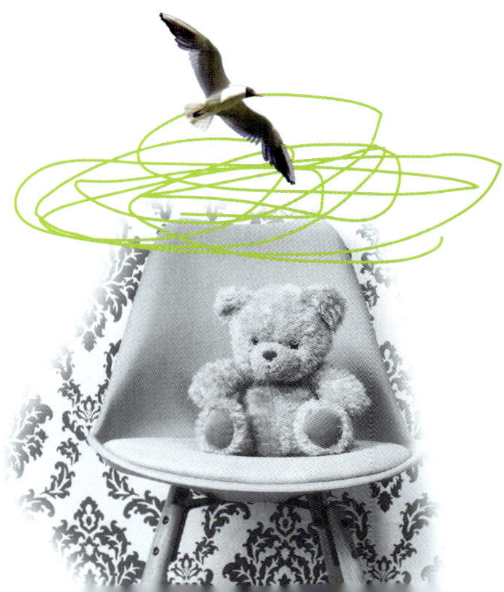

Anderland – Selbstpflege

In Anderland auf sich Acht geben

Gut zu wissen und nicht zu vergessen:
Inseln der Entspannung nutzen

Zwischenmenschliche Beziehungen können etwas Wunderbares sein und sind für ein erfülltes Miteinander unverzichtbar. Leider gestalten sie sich aber oftmals auch hochgradig kompliziert.

Diese schlichte Wahrheit gilt insbesondere für den Umgang mit Menschen, die sich in unsere Hände begeben haben, die auf uns angewiesen sind, die aber gleichzeitig Forderungen stellen, ohne sich zu bedanken. Alles wollen sie am liebsten sofort haben, sie halten sich nicht an Absprachen und sind oft kompromisslos eigensinnig. Aber genau das macht sie irgendwo auch so menschlich und liebenswert. Alte Menschen sind wie Rosen, die in unserer Nähe aufblühen, uns anrühren und verzaubern. Aber sie haben auch Dornen, mit denen sie uns sehr verletzen können.

Was macht uns das Leben mit ihnen so schwer?

Liegt es etwa an der Vorhersehbarkeit ihrer Worte oder ihres Handelns? Sind es ihre ständigen Wiederholungen, die uns oftmals ganz schön auf die Nerven gehen können? Oder ist es der Umstand, dass sie über uns verfügen wollen und können?

Fest steht auf jeden Fall: Nicht selten leiden wir an ihnen. Und wenn dieses Leiden zu groß wird, dann wollen wir, dass auch sie das zu spüren bekommen. Wir beachten die Menschen nicht, lassen sie stehen, lassen sie warten, weisen sie zurecht oder entladen unseren Unmut in ihrer Gegenwart. Doch hilft uns das weiter? Nein, ganz und gar nicht. Denn dummerweise sind wir es, die letztendlich am meisten leiden, weil wir sie haben leiden lassen. Dann meldet sich unser schlechtes Gewissen und wir versuchen, uns zum Beispiel mit der nicht vorhandenen Zeit zu rechtfertigen. Aber vielleicht liegt es nicht an der fehlenden Zeit oder der mangelnden Geduld, sondern an einer zweiten schlichten Wahrheit, die besagt, dass Beziehungen auf Dauer nicht ohne Leiden und leiden lassen auskommen. In Beziehungen, an denen uns wirklich etwas gelegen ist, sollten wir versuchen, einen Kompromiss zu erreichen: Keiner muss dabei ganz oder einseitig zurückstecken, aber auch keiner darf sich ganz oder einseitig durchsetzen.

Dieser Kompromiss gilt auch im Umgang mit Menschen mit Demenz. Niemand muss sie als Unterlegene betrachten, für die man die eigenen Bedürfnisse ständig zurückstellen muss. Solange wir Menschen, die auf uns angewiesen sind, als kranke, hilflose und bedauernswerte Geschöpfe betrachten und uns selbst für die Kraftvollen und Überlegenen halten, fällt es schwer, den Menschen auf Augenhöhe zu begegnen und ihre Bewältigungsstrategien und Selbstheilungskräfte zu erkennen, die es ihnen gestatten, auch uns, ihre Reisebegleiter, überleben zu lassen.

Man muss nicht der Entwicklungshelfer für die Bewohner eines unterentwickelten Landes sein, sondern kann den Menschen dort als Ethnologe, als Völkerkundler begegnen. Als jemand, der sie in ihrem Anderssein verstehen und respektieren will, ohne dabei das eigene Wohlergehen aus den Augen zu verlieren.

Das eigene Wohlergehen ist deshalb so wichtig, weil sich das Land der anderen oft wie ein riesiges unüberwindbares Meer anfühlt, in dessen Untiefen man unterzugehen droht. Dann gilt es Ruhe zu bewahren und ein „Rettungsboot" zu besteigen, um eine Insel zu erreichen, auf der man neue Kraft schöpfen kann. Kraft, die man dringend braucht, um anschließend abermals ins Meer dieser so seltsamen Welt eintauchen zu können.

Wir alle nutzen solch ein „Rettungsboot", weil es uns hilft, auf sicheres Terrain zu gelangen, also wieder Boden unter den Füßen zu bekommen. Leider geschieht das aber viel zu oft unbewusst, heimlich oder mit einem schlechten Gewissen. Dabei sollten wir lieber ganz ohne Schuld- und Schamgefühle sein, wenn wir uns im „Rettungsboot" auf unsere Insel zurückziehen. Auch auf die Gefahr hin, dass die Menschen leiden, wenn wir so offensichtlich und offensiv nur an uns denken. Natürlich stellt sich dabei die Frage: Dürfen wir die Menschen wirklich in ihrer Not allein zurücklassen, wenn wir uns bewusst entfernen? Die Antwort lautet eindeutig ja, denn irgendwoher müssen wir die Kraft nehmen, um wieder in der Lage zu sein, die Menschen im Anderland zu begleiten.

Wer sich ständig zurücknimmt und nicht auf sich selber achtet, der läuft Gefahr, seinen Frust und Ärger, seine Rat- und Hilflosigkeit bei den alten Menschen abzuladen. Das kann immer wieder mal passieren und das mag den einen oder anderen an dieser Stelle vielleicht überraschen: Auch das geht bis zu einem gewissen Grad durchaus in Ordnung. Allerdings nur, wenn der Grundton wohlwollend, also nicht verächtlich oder demütigend ist. Wie so oft im Leben, macht auch hier der Ton die Musik.

Wer das berücksichtigt, für den wird es mit etwas Übung sicherlich möglich sein, recht bald eine sinnvolle Balance zu finden zwischen Eigenzeiten und den Zeiten, in denen er für den Menschen, der ihn braucht, da ist.

Das Wichtigste auf einen Blick

Kommunikation über Sprache hat im Anderland die geringsten Erfolgsaussichten auf eine Verständigung. Weitaus leichter geht es mit Blicken, Gesten und Mimik. Zeigen Sie Ihre Gefühle, damit der Anderländer Sie versteht.

Anderländer sind nicht untätig. Sie setzen sich auf ihre Art handelnd in Bezug zu ihrer Umgebung. Lassen Sie sie ruhig gewähren und versuchen Sie, sich in den Eigen-Sinn ihres Handelns hineinzuarbeiten. Schlüpfen Sie also eher in die Rolle des passiven Beobachters. Halten Sie inne, staunen Sie, warten Sie ab, denn Passivität ist die beste Voraussetzung für achtsames Verhalten. Reagieren Sie erst aktiv, wenn es nötig ist. Mitmachen wird meistens gerne gesehen.

Anderländer lieben die Ruhe und die Stille. Verhalten Sie sich also ruhig, verbreiten Sie keine Aktivität oder gar Hektik. Wenn Sie sich unbedingt beschäftigen wollen, tun Sie das, aber erwarten Sie nicht, dass die Anderländer mitmachen.

Im Anderland gilt Sinnlichkeit als Ausdruck der Höflichkeit. Wenn Sie die Zuneigung der Menschen dort erwerben wollen, dann verstreuen Sie Feenstaub, wo immer es Ihnen möglich ist. Zaubern Sie, staunen Sie, strahlen Sie, lächeln Sie, bewundern Sie die Menschen und versuchen Sie eine spielerische verführerische Annäherung.

Denn wie sagte schon Friedrich Schiller: Der Mensch ist erst da ganz Mensch, wo er spielt und sich dem zweckfreien Tun selbstvergessen hingibt.

Wenn Sie sich für einen langen Aufenthalt in Anderland entschließen, versuchen Sie es mit Kurzreisen, die Sie immer wieder unterbrechen, um in Ihr Ursprungsland, Normalien, zurückzukehren. Versuchen Sie bitte nicht, die Anderländer mit in Ihre Heimat zu nehmen. Normalien tut nur Ihnen gut.

Glossar

Agnosie

Menschen mit Demenz sehen einen Gegenstand, erkennen ihn aber nicht als das, was er in Normalien ist. Also gehen sie auch anders mit dem Gegenstand um.

Anderland

Das Land, in dem die Menschen mit Demenz leben. Dort besteht ein Recht auf unvernünftige Selbstbestimmung.

Apollinisch – dionysisch

Ein Begriffspaar, mit dem meist in der Philosophie versucht wird, die unterschiedlichen Seiten des Menschen zu beschreiben. Normalier, glauben die Autoren, sind eher apollinisch (rational, nützlich, funktional), Anderländer eher dionysisch (genussorientiert, spielerisch, zweckfrei).

Dadaismus

Eine Kunstform, die den bewussten Unsinn pflegte. Bei Menschen mit Demenz kommt es darauf an, den unbewussten Sinn in deren Handeln zu erkennen.

Demenz

De = ab, von; mens = Verstand

Oberbegriff für einen hirnorganischen Abbau, der verschiedene Ursachen haben kann. Nach der Diagnose hilft die Medizin in der Regel nicht weiter. Der Abbau ist nicht zu verhindern. Deshalb halten die Autoren Menschen mit Demenz nicht für Kranke, die man behandeln muss, sondern für Menschen, die man auf ihrer Reise begleitet.

Eigensinn

Eigensinn macht Spaß, schrieb Hermann Hesse. Es ist ein bisschen komplizierter, aber im Grunde geht es darum, dass jeder Mensch so sein darf, wie er ist.

Ethnologisch
Ethnologie ist ursprünglich die allgemeine Völkerkunde. Die überlegenen zivilisierten Forscher versuchten die Gewohnheiten, Sitten und Gebräuche von Naturvölkern zu erkunden. Das klingt überholt, passt aber zum Ansatz des vorliegenden Reiseführers: Der sich überlegen wähnende Mensch mit Verstand versucht herauszufinden, dass der Mensch mit Demenz ihm nicht unterlegen ist.

Houdini
Harry Houdini war ein berühmter Zauber- und Entfesselungskünstler.

Ich-Bezogenheit
Die Menschen werden nicht egoistischer, aber da die Lebenskreise enger werden, rückt das Ich immer mehr in den Mittelpunkt.

Kindhaft
Menschen mit Demenz verhalten sich kindhaft, aber keineswegs kindisch oder kindlich. Sie dürfen Kind sein, ohne dass man sie wie Kinder behandelt.

Normalien
Das dem Leser vertraute Land, wo Rationalität, Logik, Vernunft, Funktionalität, Zielgerichtetheit, Planbarkeit, Zweckmäßigkeit, Nützlichkeit und Ergebnisorientiertheit vorherrschen.

Notlügen
Sind nicht schön, aber erlaubt, wenn sie zur Entspannung einer aufgeladenen Situation beitragen.

Ver-rückt
Was ist normal? Was ist ver-rückt? Ein Stuhl steht vor dem Tisch. Er wird nach links verrückt. Ist er jetzt ver-rückt oder steht er an seinem normalen Platz?

Verständigung
Der in dem Wort enthaltene Begriff „Verstand“ sagt es schon: Eine Verständigung über den Verstand ist mit Menschen mit Demenz kaum möglich.

Vorlagen, Einlagen
Versorgungsmaterial bei Inkontinenz, Windeln, Pants

Trugwahrnehmung
Sinnestäuschung, Halluzination. Für Menschen mit Demenz sind Gegenstände, Geräusche oder Gerüche, die tatsächlich nicht vorhanden sind, Wirklichkeit. Es gibt also unterschiedliche Wirklichkeiten, und der Mensch mit Demenz lässt sich von seiner Wirklichkeit nicht gern abbringen. Tipp: Unvereinbares nebeneinander stehen lassen. Siehe auch Agnosie

Zeichensprache
Wenn die Sprache versagt, werden Signale und Zeichen immer wichtiger.

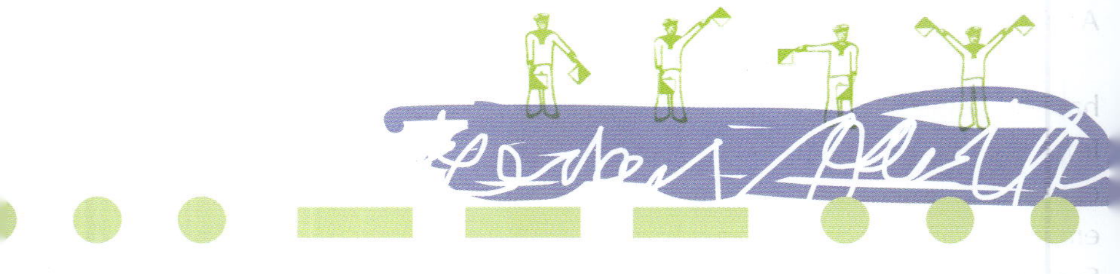

GLÜCKSMOMENTE STIFTEN e.V.

Unser Anliegen: Mut für einen Perspektivwechsel.

Warum verhalten sich Menschen mit Demenz so „annormal"? Oder tun wir es? Und wer bestimmt eigentlich, was normal ist und was nicht?

Um ein besseres, eigenes Verständnis für den Umgang mit Demenz zu entwickeln, müssen wir sie aus verschiedenen Blickwinkeln, auch mit ihren bisher vernachlässigten Facetten, betrachten.

Dafür setzt sich **GLÜCKSMOMENTE STIFTEN e.V.** ein – mit zukunftsweisenden und ungewöhnlichen Projektinitiativen. Der langjährige intensive und kreative Austausch zum Thema Demenz zwischen Erich Schützendorf und dem Vereinsvorsitzenden Manfred Heider lieferte letztendlich den Impuls, einen Reiseführer nach Anderland, in die Welt der Menschen mit Demenz, herauszugeben.

Der Reiseführer nach Anderland soll helfen das **Thema Demenz zu enttabuisieren und die Öffentlichkeit zu sensibilisieren**, um Solidarität zu schaffen und Hilfe zu leisten. Für ein lebenswerteres und würdevolleres Leben von Menschen mit Demenz und ein etwas leichteres für deren Angehörige.

Erich Schützendorf ist für ungewöhnliche Denkansätze bekannt und hat mit seinen zahlreichen Veröffentlichungen und Vorträgen wichtige Impulse im Umgang mit Menschen mit Demenz gesetzt. Vieles davon hat er in seiner 40-jährigen Praxis erfolgreich umgesetzt und in den Reiseführer einfließen lassen. So wichtig sein fachlicher Input ist, so wichtig ist es, diese Sachverhalte verständlich und anregend wiederzugeben. Diese Rolle des Übersetzers, der sprachgewandt die Themen für den Leser zu einem erlebnisreichen Werk entwickelt, das Mut macht sich auf diese besondere Welt einzulassen, hat Jürgen Datum überzeugend ausgefüllt.

Jürgen Datum ist gelernter Werbetexter, der viele Jahre als Kreativdirector in Agenturen für große Markenartikler gearbeitet hat. Inzwischen ist er selbstständig tätig und widmet sich auch verstärkt den Bereichen Literatur und Musik. Seine persönlichen Erlebnisse mit dem Thema Demenz im engsten Familienkreis prägen seine Beiträge.

Text allein ist aber nicht ausreichend, um die Vielschichtigkeit von Anderland und seinen Bewohnern wiederzugeben. Die Adaption der Inhalte in eine visuelle Welt, die die Besonderheiten des Erlebens, Entdeckens und Begreifens widerspiegelt, gestaltete Raimund Spierling zu einem beeindruckenden Sinneswerk. **Raimund Spierling** ist Gestalterpersönlichkeit mit Hand und Verstand. Mit eigenem Kopf, eigenem Blick und eigener Handschrift erfindet der gelernte Drucker und diplomierte Designer individuelle Lösungen. Seit 25 Jahren in Eigenregie an den Standorten Düsseldorf und Berlin. Im privaten Umfeld hat er Menschen mit Demenz direkt erlebt und begleitet.

So wichtig inhaltliche und gestalterische Aspekte sind, so wichtig ist es auch für einen gemeinnützigen Verein den wirtschaftlichen Rahmen für die Entwicklung und Umsetzung zu schaffen. Hier sind insbesondere die Mitglieder von **GLÜCKSMOMENTE STIFTEN e.V.** zu nennen, die mit ihren Beiträgen und Spenden den Projektstart erst ermöglichten.

Eine weitere, wichtige wirtschaftliche Unterstützung leisteten die Partner der Gruppe **„Zukunft gutes Wohnen"**. Diese Initiative der Unternehmen Caparol, Forbo, Gira, Hansa und Waldmann überträgt auf Fachkonferenzen unter der Koordination von Tanja Ehret, CareTRIALOG, das Thema Wohnen auf den Pflegebereich mit seinen besonderen Herausforderungen.

Ebenso hat die **AIP Unternehmensgruppe** aus Düsseldorf, die bei der Entwicklung von Stadtquartieren Angebote im Bereich Betreutes Wohnen und Pflege realisiert, das ambitionierte Vorhaben gefördert.

Nicht zuletzt hat die **Development Partner AG**, die von ihrem Standort Düsseldorf aus bundesweit anspruchsvolle Immobilienprojekte entwickelt, mit ihrer Unterstützung die Realisierung sichergestellt.

Um ein Buchprojekt erfolgreich aufzustellen und umzusetzen bedarf es eines professionellen Verlagspartners. Mit dem **Ernst Reinhardt Verlag** haben wir einen sehr erfahrenen Marktpartner gewinnen können, der auch den Mut hat, sich für unser besonderes Werk zu engagieren, um dieses gemeinsam zum Erfolg zu führen.

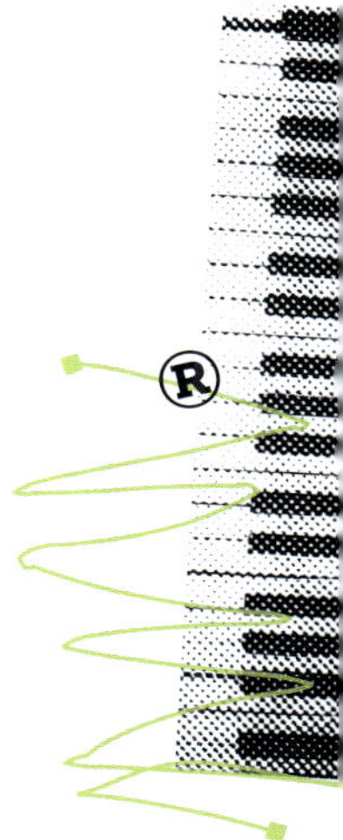

Impressum

Hinweis: Die Wiedergabe von Gebrauchsnamen, Handelsnamen, Warenbezeichnungen usw. in diesem Werk berechtigt auch ohne besondere Kennzeichnungen nicht zu der Annahme, dass solche Namen im Sinne der Warenzeichen- und Markenschutz-Gesetzgebung als frei zu betrachten wären und daher von jedermann benutzt werden dürften.

Bibliografische Information der Deutschen Nationalbibliothek
Die Deutsche Nationalbibliothek verzeichnet diese Publikation in der Deutschen Nationalbibliografie; detaillierte bibliografische Daten sind im Internet über <http://dnb.d-nb.de> abrufbar.

ISBN 978-3-497-02898-6 (Print)
ISBN 978-3-497-61880-4 (PDF-E-Book)
ISBN 978-3-497-61881-1 (EPUB)
2., durchgesehene Auflage

Printed in EU
Initiator: Manfred Heider, GLÜCKSMOMENTE STIFTEN e.V.,
www. gluecksmomente-stiften.de
Design, Titelgestaltung, Satz: Raimund Spierling, www.spierling-art.de

Ernst Reinhardt Verlag, Kemnatenstr. 46, D-80639 München
Net: www.reinhardt-verlag.de E-Mail: info@reinhardt-verlag.de

Bildnachweis

Fotos

Fotolia

Cover unter Verwendung eines Motivs von © Tryfonov

Raimund Spierling:

Seite 4, 15 (rechts), 19, 22, 24, 25, 31 (oben), 35, 42, 46, 72, 73, 74, 100, 127 (Apfel)

Michael Jaeger (Portraits):

Seite 14, 15, 30, 56, 88, 90, 91, 94, 108, 113, 122

pxhere.com:

Seite 26, 27, 31 (unten), 49 (beide Abb.), 51, 53, 57, 63, 68, 69, 71, 80 (unten), 81 (beide Abb.), 83, 86, 90 (links), 91 (rechts), 92, 98, 102, 105 (alle Abb.), 108 (links), 114, 119 (alle Abb.), 129 (alle Abb.)

i-Stock Getty Images:

Seite 34 (unten) und 54: Milkos, 70: sutiwat jutiamornloes, 77: OSTILL

wikimedia commons:

Seite 34 (Mitte), https://commons.wikimedia.org/wiki Category:Anissa_Hart

Seite 86, https://commons.wikimedia.org/wiki/File:Laokoon-gruppen_-_Hallwylska_museet_-_107535.tif

E. Bieber:

Seite 90 (Kronprinz Wilhelm und Kronprinzessin Cecilie; Berlin 1905; Verlag Gustav Liersch Berlin)

Illustrationen

Raimund Spierling

Seite 64–65: Adolphe Millot: „Œufs", in: Nouveau Larousse Illustré, hrsg. von Claude Augé, Librairie Larousse 1897-1904, vol. 6, S. 473

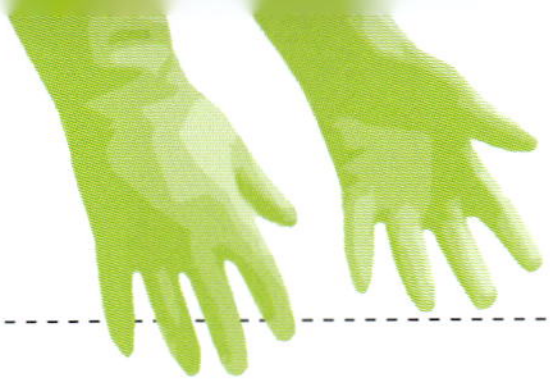